dtv

Was ist die Liebe? Ist sie wundersame Aufhebung aller Ichbefangenheit? Oder doch Egoismus auf höherer Ebene? Klar ist: Lieben und geliebt werden tun gut. Trotzdem gibt es reichlich Liebesdramen. Ute Lauterbach, erfolgreiche Alltagsphilosophin mit viel Wärme und Humor, öffnet neue Horizonte, um das Schönste einfacher zu machen. Dieses Buch ist ein Wegweiser im Dickicht der verschiedenen Facetten von Liebe und kann uns zur Orientierung in unserer Gefühlswelt und Partnerschaft dienen. Anhand vieler Fragen gewinnen wir Einsicht in unsere eigenen Liebesstandpunkte und die unserer Partner und haben Gelegenheit, uns ebenso bewusst wie spielerisch miteinander auszutauschen. Sorgfältig zu Herzen genommen, ermöglicht jede einzelne der LiebesErklärungen ein Stück Selbstreflexion. Sie schicken uns auf eine Sinnreise der etwas anderen Art, auf der wir erfahren, wie wir uns von den Fallstricken der Liebe befreien und unsere persönliche Lebenserfüllung eigenverantwortlich angehen können.

Ute Lauterbach, geboren 1955, war Studienrätin für Philosophie und Englisch, bevor sie 1984 in den philosophisch-therapeutischen Bereich einstieg. Sie gründete das »Institut für psychoenergetische Integration« im Westerwald und bietet das ganze Jahr über ein umfangreiches Seminar- und Vortragsprogramm im In- und Ausland an. Unter anderem erschienen von ihr die Bände ›Spielverderber des Glücks‹ und ›Raus aus dem Gedankenkarussell‹.

Ute Lauterbach

Liebes Erklärungen

Sterne und
Stürme der Liebe
200 Ansichten
und 1000 Fragen

Deutscher Taschenbuch Verlag

dedicated to
His Holiness The Dalai Lama
as a gift for His birthday

Originalausgabe
Mai 2005

www.dtv.de

Umschlagkonzept: Balk & Brumshagen
Umschlaggestaltung: Stephanie Weischer unter Verwendung
einer Illustration von © Moni Port
Illustrationen: Isolde Schmitt-Menzel
Satz: Greiner & Reichel, Köln
Gesetzt aus der Berling 9,75/12,25˙ und der Officina
Druck und Bindung: Druckerei C.H. Beck, Nördlingen
Gedruckt auf säurefreiem, chlorfrei gebleichtem Papier
Printed in Germany · ISBN 3-423-34199-8

Lieben ist ewige Unschuld
und die einzige Unschuld besteht
im Nicht-Denken …

Fernando Pessoa

Inhalt

Wer lange liebt, wird endlich wach

Ach, sähen wir doch das Leben
und nicht die Situationen.
Stanislaw Jerzy Lec

… oder geht vor die Hunde. Wenn auf das Lieben ein Erwachen mit Schrecken folgt, dann ist etwas schief gegangen. Ein fröhliches Erwachen kann die Folge klarer Vorstellungen sein oder das Ergebnis konstruktiv ausgewerteter Liebeserfahrungen.

Wenn es nur folgende Lehrmeister im Leben gäbe: zum einen das gut wahrgenommene und reflektierte Gespür, das mich vor einer bitteren Erfahrung schützt, zum anderen die erlittene Erfahrung von Herzeleid und Liebeskummer – welchen der beiden Lehrmeister würden Sie wählen? Ich auch. Das heißt, im besten Fall verstehen, handeln und stellen wir Weichen, *bevor* es knüppeldick kommt. Genau hierzu möchte dieses Buch einen Beitrag leisten.

Betrachten wir zunächst einmal die Gefahrenzone romantischer Liebesübertreibungen. Da hören wir Aussagen wie: »Du bist meine Königin, mein König, mein Ein und Alles. Du bist mein Sonnenschein. Ich brauche dich. Du bist der Inbegriff meines Glücks. Ohne dich kann ich nicht leben.« Oder krasser: »Wenn du mich verlässt, bringe ich mich um.« Wenn die Geliebten derart zum Sammelbecken unserer Hoffnungen, Wünsche, Träume, Zukunftsabsicherungen werden, sind deren Überforderung und die eigene Enttäuschung vorprogrammiert. Spätestens an dieser Stelle wäre es nützlich, sich über Erwartungen und Liebesvorstellungen auszutauschen, damit das Erwachen nicht zu bitter wird.

Als Heinrich vor hundert Jahren Hildegard seine Liebe erklärte und sie ebensolches tat, da wusste Heinrich, dass sein

Haus ein Mütterchen hatte, seine zukünftige Brut versorgt war und seine sexuellen Bedürfnisse abgedeckt waren. Hildegard wusste, dass sie eine starke Schulter zum Anlehnen ihr Eigen nennen durfte und dass für den Unterhalt gesorgt war. Und heute? Wenn Nicole und Thorsten einander die Liebe erklären, ist noch lange nicht klar, wer den **Müll** runterbringt.

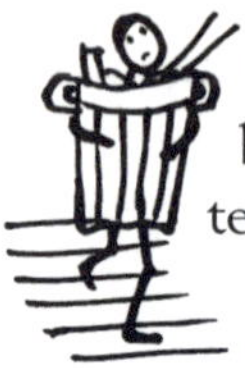

Liberalisierung, Emanzipation, Pluralismus der Werte, Individualisierung und wie die Errungenschaften auch heißen mögen – sie werfen uns in neue Ungewissheiten. Das ist besonders in der Partnerschaft ungemütlich, denn hier treffen Missverständnisse und Verletzungen am tiefsten. Deshalb brauchen wir klare Standortbestimmungen und frische Alternativen, um Sackgassen rechtzeitig zu erkennen und zu vermeiden.

Gebrauchsanweisung

Sie können das Buch in Ihren Händen folgendermaßen benutzen: Lesen Sie die 200 Erklärungen von Liebe und kreuzen Sie an, ob die Definition für Sie gilt (= **ja**), nicht gilt (= **nein**) oder Sie einen **Redebedarf** verspüren. Unabhängig von Ihnen kreuzt auch Ihre Partnerin/Ihr Partner an, was für sie/ihn gilt. Danach vergleichen Sie, was Sie angekreuzt haben, und finden so heraus, wo Übereinstimmungen, überbrückbare und nicht überbrückbare Diskrepanzen sind.

Überdies haben Sie Gelegenheit, viele Fragen zu beantworten und dadurch zu erfahren, wie Sie ganz persönlich die Liebe erklären. Wird auf diese Weise eine Gesprächsbasis geschaffen, die ein Stück weit Liebesvollzug sein könnte?

Gelingendes Lieben

Wer tiefer erkennt,
der liebt auch tiefer.
Katharina von Siena

Wenn wir so landauf und landab schauen, sehen wir, dass zwei Liebesformen besonders verbreitet sind: die besitzergreifende und die unverbindliche Liebe. Beide Formen können irgendwie funktionieren, wenn Wünsche und Macken sich gut ausgleichen. Das ist das volksmundliche **Topf-Deckel-Prinzip**, nach welchem auf jeden Topf ein Deckel passt und man also nur den richtigen Deckel finden muss. Aber ist be- und gedeckelt werden der Inbegriff des Liebesglücks? Natürlich nicht! Wir sind anspruchsvoller. Die folgenden Erklärungen gehen alle von einem *integrierenden Liebesbegriff* aus. Damit ist gemeint:

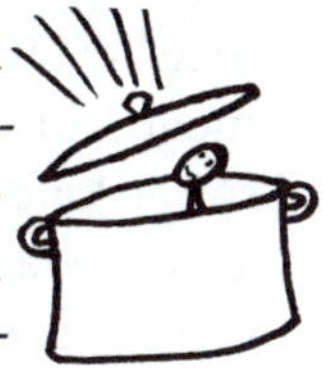

- Ein gelingendes Liebesverhalten berücksichtigt *sich selbst,* den *geliebten Menschen* und das *Leben.*

Lautet die Definition zum Beispiel: »Liebe ist die Berücksichtigung der Privatsphäre«, so ist mitzudenken:

sich selbst	meine Privatsphäre »Was brauche ich an Privatheit?«
der Geliebte	des anderen Privatsphäre »Was brauchst du an Privatsphäre?«
alle anderen	überhaupt die Privatsphären von anderen Menschen »Welche Privatheitsgrenzen und Tabuzonen sind zu berücksichtigen?«

Die Erklärungen sind manchmal auf ein Gegenüber ausgerichtet, teils in der weiblichen, teils in der männlichen Form. Beispielsweise die Aussage:

- Wer liebt, kann den Standpunkt des anderen *verstehen.*

Trotz dieser verknappten Formulierung sind immer obige drei Zielrichtungen mitzudenken. Also:

- Ich kann meinen Standpunkt verstehen, weil ich mich liebe.
- Ich kann deinen Standpunkt verstehen, weil ich dich liebe.
- Ich kann allgemeine, andere Standpunkte verstehen.

Im Übrigen dürfen Sie es mit der Wortwahl pingelig genau nehmen. Wenn es heißt »Standpunkt *verstehen*«, ist damit nicht gemeint, ihn auch zu teilen. Wir sind halt unterschiedlich. Beim so verstandenen integrierten Lieben tragen wir der Vernetztheit allen Lebens Rechnung. Außerdem werden wir uns selbst gerecht, was eine unabdingbare Voraussetzung für das Fließen der eigenen Liebe ist.

Es ist mir bewusst, dass wir uns auf einen anspruchsvollen Kurs begeben. Mit dem Ansinnen *und dem Erfolg* integrierten Liebens wächst der Erfolg einer Beziehung nur, wenn sich beide auf diesem Kurs befinden. Wenn Thorsten betonfest dabei bleibt, eine Nicole zu wollen, die sich verleugnen, ja überspringen müsste, um in sein Liebeskonzept zu passen, ist das Scheitern der Beziehung unvermeidlich. Passt sich nämlich Nicole an, wird sie nicht glücklich, was sich wiederum negativ – und sei es nur unterschwellig – auf Thorsten auswirkt. Enttäuscht sie jedoch Thorstens Vorstellungen, so wird er unglücklich.

Wie gut also, wenn wir uns *vor* dem Unglück über einige LiebesErklärungen austauschen und dabei unsere Vorstellungen modifizieren und sprengen können.

Gebrauchsanweisung

In zwei Anläufen können Sie sich Ihrem Schatz deutlich offenbaren. Nehmen wir an, in der Theorie sagen Sie ein klares Ja zu der Definition: »Liebe ist, dem anderen Raum zu geben.« So ist Ihre Meinung und Ihre Absicht. Jedoch bei genauer Betrachtung Ihrer Lebenspraxis kommen Sie möglicherweise zu dem Schluss, dass Sie praktisch Ihrer Theorie hinterherhinken. Genau hier tut sich das **weitere Feld des Austauschs** auf. So bejaht Nicole, dass es von Liebe zeugt, die Freiheit des anderen zu mehren, gleichzeitig weiß sie aber auch von sich, wie selten ihr das gelingt. Deshalb gesteht sie Thorsten, inwiefern es ihr schwer fällt, diesem Liebesanspruch gerecht zu werden. So lernen sich die beiden auf eine tiefere Art und Weise verstehen, womit sie bereits ein Stück Liebe füreinander vollziehen.
Im ersten Anlauf kreuzen Sie also »ja«, »nein« oder »Redebedarf« an, im zweiten Anlauf tauschen Sie sich darüber aus, inwiefern sich Ihre theoretische Haltung in der Praxis bewährt – oder eben doch mehr Ziel als Realität ist.

Nun wünsche ich Ihnen eine erleuchtende Reise durch die folgenden LiebesErklärungen.

Was Liebe ist ... (Erklärungen 1–114)

Statt von Liebe zur Wahrheit zu sprechen, spräche man besser von einem Geist der Wahrheit in der Liebe.
Simone Weil

		ja	nein	Rede-bedarf
1.	Liebe ist, einen Menschen los-lassend festzuhalten.	▢	▢	▢
2.	Andere zu lieben heißt, mit sich selbst befreundet zu sein.	▢	▢	▢
3.	Wer liebt, trägt leicht an der Welt.	▢	▢	▢
4.	Liebende sind mutiger, als ihr Selbstbild sie glauben macht.	▢	▢	▢
5.	Liebe ist, sich niemals aufzuopfern.	▢	▢	▢
6.	Liebe ist, die andere allein oder mit jemand anderem in Urlaub fahren zu lassen, ohne auf Urlaubsnachrichten und -meldungen zu bestehen.	▢	▢	▢
7.	Liebe ist, die Freiheit des anderen zu mehren. *»Liebe ich jemand, möchte ich ihn frei sehen, sogar von mir.«* Anne Morrow Lindbergh	▢	▢	▢
8.	Wer geteiltes Glück als doppeltes Glück erlebt, liebt.	▢	▢	▢
9.	Die Liebe ist keine Laune, sondern Bedachtsamkeit des Herzens.	▢	▢	▢
10.	In Liebeserklärungen schwingt mehr als das gesprochene Wort.	▢	▢	▢
11.	Wer liebt, schätzt ein, aber wertet nicht.	▢	▢	▢
12.	Falsche Einschätzungen fallen zu lassen – das ist Liebe.	▢	▢	▢

		ja	nein	Rede-bedarf
13.	Die allergrößte Liebe ist grenzenlos zugewandt und bleibt doch unverstrickt.	▢	▢	▢
14.	Verstrickungen – also emotionales Einsteigen mit gänzlichem Gelassenheitsschwund – ersticken die Liebe. Wunder wirken kann dann ein »Es tut mir leid«.	▢	▢	▢
15.	Liebe wächst im Fallenlassen und Ausräumen jeder Verletzung.	▢	▢	▢
16.	Liebe ist, keine Kompromisse zu machen, sondern die wirklich beste Lösung zu suchen.	▢	▢	▢
17.	Lieben heißt Träume wahrmachen.	▢	▢	▢
18.	Die größte Freiheit Liebender ist die wehrlose Hingabe.	▢	▢	▢
19.	Jeder Schutzwall wird zum Fallbeil der Liebe.	▢	▢	▢
20.	Liebe ist, seinen inneren Weg nicht zu verlassen.	▢	▢	▢
21.	Liebende gehen bis ans Ende ihrer Gedanken; sie diskutieren nicht.	▢	▢	▢
22.	Lieben heißt, auf die Zeit-, Raum-, Besitz- und Privatheitsgrenzen des geliebten Menschen zu achten.	▢	▢	▢
23.	Liebe ist, sich nicht über das Wohlgefühl des anderen hinaus gehen zu lassen – auch nach Jahren nicht.	▢	▢	▢
24.	Liebende haben ihre Alltäglichkeit hinter sich gelassen.	▢	▢	▢
25.	Liebe ist, einen Menschen verehren zu können.	▢	▢	▢
26.	Liebende leben niemals sparflammig.	▢	▢	▢
27.	Liebe ist, sein letztes Hemd zu behalten.	▢	▢	▢

		ja	nein	Rede-bedarf
28.	Es zeugt von großer Liebe, sich zu weigern, über den anderen nachzudenken.	▢	▢	▢
29.	Sich an der Größe der Geliebten freuen, ist Liebe.	▢	▢	▢
30.	Liebe ist, einem Menschen bedingungslos folgen zu können, wenn es dem eigenen Wachstum dient.	▢ ▢	▢ ▢	▢ ▢
31.	Liebe ist auch, dem anderen nichts vorzulesen, wenn er seine Brille *immer* vergisst.	▢	▢	▢
32.	Liebe ist, dem anderen alles vorzulesen, wenn er seine Brille *immer* vergisst.	▢	▢	▢
33.	Wer liebt, übernimmt die Verantwortung ganz und gar für sich selbst.	▢	▢	▢
34.	Wer liebt, ist bei sich (und kann deshalb offen für die andere sein). Nicht-bei-sich-Sein bedeutet, in unfreiwillige Emotionen rutschen, die von milder bis zu massiver Aggression reichen. Die Ausdrucksform der Aggression fächert breit: von hinterhältiger Stichelei über milde lächelndes »Bessersein« bis hin zum aggressiven Debattieren oder anderen Schlägereien.	▢	▢	▢
35.	Wünsche zu erfüllen und manche Wünsche aber auch nicht zu erfüllen, ist Liebe.	▢	▢	▢
36.	Liebe ist, den anderen so zu sehen, wie er sein will.	▢	▢	▢
37.	Liebe ist, die andere so zu sehen, wie sie sein könnte.	▢	▢	▢
38.	Wer liebt, kann den Standpunkt des anderen *verstehen*.	▢	▢	▢

		ja	nein	Rede-bedarf
39.	Liebende *zeigen* ihre Liebe – auch nach Jahren noch, zum Beispiel durch: ▸ Geschenke ohne Anlass ▸ kleine und große Überraschungen ▸ Verwöhneinheiten ▸ unerwartete Liebeserklärungen ▸ Morgengrußzettel in der Kloschüssel	▢	▢	▢
40.	Liebende leben mit geöffneten Sinnen.	▢	▢	▢
41.	Wach sein und lieben gehen Hand in Hand.	▢	▢	▢
42.	Liebe ist, zu eigenen Schwächen zu stehen.	▢	▢	▢
43.	Jährungstage der Liebesfundierung zu memorieren und festlich zu begehen, ist ein Zeichen von Liebe.	▢	▢	▢
44.	Die Kraft der Liebe zeigt sich, wenn wir das tiefe Grundgefühl des Liebens über die oberflächlichen Stürme und Irritationen der Seele gewinnen lassen.	▢	▢	▢
45.	Lieben ist das Einfachste. *»Die Liebe ist so problematisch wie ein Fahrzeug. Problematisch sind nur der Lenker, die Fahrgäste und die Straße.«* Franz Kafka	▢	▢	▢
46.	Liebe ist, immer im Guten auseinander zu gehen.	▢	▢	▢
47.	Liebe ist, der anderen wirklich zuzuhören und das Verstandene zurückzumelden.	▢	▢	▢
48.	Wer liebt, beschenkt die andere mit dem eigenen Glück.	▢	▢	▢
49.	Wer liebt, kann einfach mal Unrecht behalten.	▢	▢	▢
50.	Wer sich ohne Selbstaufgabe im anderen spürt, liebt.	▢	▢	▢

		ja	nein	Rede-bedarf
51.	Gegenseitige Förderung ist Liebe. Diese gelingt jedoch nur, wenn wir nicht gerade das vom anderen erwarten, was außerhalb seiner Möglichkeiten und Fähigkeiten liegt. So wird ein ausgemachter Nicht-Orpheus seinen Schatz niemals lieblich in den Schlaf singen können …	▢	▢	▢
52.	Liebe ist jenseits von gewinnen und verlieren.	▢	▢	▢
53.	Liebende wertschätzen einander mit fundierten Aussagen, anstatt mit Werturteilen und Unterstellungen um sich zu werfen.	▢	▢	▢
54.	Es ist ein Ausdruck von Liebe zu merken, was meine Eigenart dem anderen antut.	▢	▢	▢
55.	Hass ist auch schön. Das große emotionale Aufgebot im Hassen gleicht in gewisser Weise dem Lieben – nur macht es weniger Spaß, ist unfreiwillig verstrickt und trübt die Lebensfreude. *»Keine Feindschaft ist so herb wie die, die aus Liebe entsteht.«* Properz	▢	▢	▢
56.	Wer noch mehr lieben will, plagt den anderen nicht mit den eigenen Macken (Beispiel: Eifersucht), sondern übernimmt die Verantwortung für sie, indem er sich offen zu ihnen bekennt.	▢	▢	▢
57.	Da weniger mitunter mehr ist, zeugt es von Liebe, dem anderen nicht den volleren Teller zuzumuten.	▢	▢	▢
58.	Liebe überlässt der anderen immer die größere Portion.	▢	▢	▢

		ja	nein	Rede-bedarf
59.	Liebe antwortet, wenn sie will, auf die erklärten Bedürfnisse und Wünsche des anderen und nicht auf die in ihn hineinfantasierten.	▢	▢	▢
60.	Wenn Geben und Nehmen im Ausgleich sind, ist die Liebe im Lot.	▢	▢	▢
61.	Liebe ist romantischer Zierrat als Reaktion auf das Objekt der Begierde.	▢	▢	▢
62.	Liebe ist eine Kraft der Seele und kann sich nicht auf nur eine Person beschränken. *»Liebe ist etwas, das man in sich entwickelt, nicht etwas, dem man verfällt.«* Erich Fromm	▢	▢	▢
63.	Für Liebende ist auch der Alltag ein Fest.	▢	▢	▢
64.	Liebe ist verschwenderisch.	▢	▢	▢
65.	Die Liebe ist ein Trick, mit dem wir unsere grundlegende Einsamkeit kaschieren. *»Gerade die Einsamsten haben den größten Anteil an der Gemeinsamkeit. – Je mehr Einsame, desto feierlicher, ergreifender und mächtiger ist ihre Gemeinsamkeit.«* Rainer Maria Rilke	▢	▢	▢
66.	Wer liebt, gönnt Vorlieben – auch wenn er sie nicht teilt!	▢	▢	▢
67.	Wer liebt, lässt niemanden auf der Strecke. Auch sich selbst nicht.	▢	▢	▢
68.	Eine Liebes*beziehung* ist nur möglich, wenn jede Raum für ihr Eigensein hat.	▢	▢	▢
69.	Liebende beharren auf nichts, weil Grenzenloses sie anrührt.	▢	▢	▢
70.	Wer das Geheimnis des Menschseins im anderen ergründen will, liebt.	▢	▢	▢

		ja	nein	Redebedarf
71.	Lieben heißt, sich inspirieren zu lassen.	☐	☐	☐
72.	Für die Liebende ist der andere weder Droge noch Erlösung.	☐	☐	☐
73.	Wer liebt, braucht die Partnerin nicht zum Ausgleich für eine eigene Mangelsituation.	☐	☐	☐
74.	So spricht die Liebe: »Du kannst ruhig haben andere Frauen und Männer neben mir.« *»Die Liebe bedeutet Verzicht auf jegliches Besitzen, auf jegliches Einswerden.«* Simone de Beauvoir	☐	☐	☐
75.	Wenn ein Vegetarier für sie den Schweinsbraten zubereitet, liebt er.	☐	☐	☐
76.	Wer liebt, verschenkt sich *und* bleibt sich treu.	☐	☐	☐
77.	»Auch wenn du am anderen Ende der Welt bist, ist mein Leben hier und jetzt bunt«, sagt die Liebe.	☐	☐	☐
78.	Wer liebt, erkennt Gemeinheiten als Folgen alter Verletzungen.	☐	☐	☐
79.	Liebe ist, ehrliche Miene zu bösem Spiel zu machen.	☐	☐	☐
80.	Liebe ist, genau *das* zu schenken, von dem der andere nicht wusste, dass er es sich wünschte.	☐	☐	☐
81.	Bereit sein, das Lieben zu lernen, ist Liebe. *»Zu lieben ist gut: denn Liebe ist schwer. Liebhaben von Mensch zu Mensch: das ist vielleicht das Schwerste, was uns aufgegeben ist, das Äußerste, die letzte Probe und Prüfung, die Arbeit, für die alle andere Arbeit nur Vorbereitung ist. Darum können junge*	☐	☐	☐

		ja	nein	Rede-bedarf
	Menschen, die Anfänger in allem sind, die Liebe noch nicht: sie müssen sie lernen. Mit dem ganzen Wesen, mit allen Kräften, versammelt um ihr einsames, banges, aufwärts schlagendes Herz, müssen sie lieben lernen. Lernzeit aber ist immer eine lange, abgeschlossene Zeit, und so ist Lieben für lange hinaus und weit ins Leben hinein –: Einsamkeit, gesteigertes und vertieftes Alleinsein für den, der liebt. Lieben ist zunächst nichts, was aufgehen, hingeben und sich mit einem Zweiten vereinen heißt (denn was wäre eine Vereinigung von Ungeklärtem und Unfertigem, noch Ungeordnetem –?), es ist ein erhabener Anlass für den Einzelnen, zu reifen, in sich etwas zu werden, Welt zu werden, Welt zu werden für sich um eines anderen willen, es ist ein großer, unbescheidener Anspruch an ihn, etwas, was ihn auserwählt und zu Weitem beruft.« Rainer Maria Rilke			
82.	Lieben bedeutet, sich kein Bild voneinander zu machen, sondern sich gegenseitig aus allen Schubladen zu entlassen und die Schubladenschränke umzuwerfen. *»Halten Sie Geheimnislosigkeit für ein Gebot der Ehe oder finden Sie, dass gerade das Geheimnis, das zwei Menschen voreinander haben, sie verbindet?«* Max Frisch	☐	☐	☐
83.	Das unverkennbarste Merkmal der Liebe ist zu spüren, wann der Geliebten Kaffee zu bringen ist.	☐	☐	☐
84.	Lieben bedeutet, in Wehrlosigkeit einem rauschhaften, gottgesandten Wahnsinn anheim zu fallen.	☐	☐	☐

		ja	nein	Rede-bedarf
	»Es ist immer etwas Wahnsinn in der Liebe; es ist aber immer auch etwas Vernunft im Wahnsinn.« Friedrich Nietzsche			
85.	Die Liebe will den anderen, will seine Existenz. *»Einen Menschen lieben heißt sagen: Du wirst nicht sterben.«* Gabriel Marcel	☐	☐	☐
86.	Lieben können wir nur trotzdem.	☐	☐	☐
87.	Fröhlicher liebt, wer Übellaunigkeiten als Beginn großer Verletzungen bedenkt und sie aufzulösen versucht.	☐	☐	☐
88.	Einen Menschen zu lieben heißt auch, schonungslos offen zu sein. *»Die Liebe schlägt zu, Übelwollen redet nach dem Munde.«* Augustinus	☐	☐	☐
89.	Das Unbekannte zu wagen, fällt der Liebe leicht.	☐	☐	☐
90.	Alle Liebestaten entspringen der Freiheit.	☐	☐	☐
91.	Wer liebt, braucht keine Rücksicht zu nehmen.	☐	☐	☐
92.	Allein schon im Interesse der eigenen Leichtigkeit tragen Liebende nichts nach.	☐	☐	☐
93.	Wer liebt, ersetzt Schuldzuweisungen durch klare Ich-Botschaften. Nach Thomas Gordon unterscheiden wir zwischen Du-Botschaften und Ich-Botschaften. Ein genervter Beifahrer formuliert folgende Ich-Botschaft: »Ich habe bei dem Überholmanöver einen großen Schrecken bekommen. Ich habe Angst und fühle mich unwohl. Diese Art zu reisen macht mich zu einem Nervenbündel.« Derselbe Sachverhalt als Du-Botschaft:	☐	☐	☐

		ja	nein	Rede-bedarf
	»Du fährst wie eine gesengte Sau und solltest echt den Führerschein abgeben.« Die vollständige ICH-BOTSCHAFT besteht aus drei Anteilen: 1. eine nicht abwertende Beschreibung der äußeren Situation. 2. die ehrlichen, primären Gefühle, die dadurch in einem hervorgerufen werden. 3. die greifbare und konkrete Wirkung der Situation beziehungsweise des verletzenden Verhaltens. Kürzer gesagt: Bei der ICH-BOTSCHAFT sagen wir genau, was wir empfinden, anstatt aufeinander rumzuhacken.			
94.	Lieben heißt auch weiter-lieben. *»Nur der liebt, der die Kraft hat, an der Liebe festzuhalten.«* Theodor W. Adorno	☐	☐	☐
95.	Lieben ist ein wirksames, schmerzstillendes Mittel.	☐	☐	☐
96.	Wer mehr Liebe braucht, als er geben kann, liebt sich selbst zu wenig.	☐	☐	☐
97.	Einen Menschen gedanken-los zu begreifen und wahrzunehmen heißt, ihn zu lieben.	☐	☐	☐
98.	Die Ernüchterung der Entliebung offenbart den wunderbaren Traum der Liebe. Und vielleicht ist ein Traum die wahre Wirklichkeit?	☐	☐	☐
99.	Wenn wir andere bewundern, so ist es am einfachsten, sie zu lieben. *»Gegen große Vorzüge eines andern gibt es kein Rettungsmittel als die Liebe.«* Johann Wolfgang von Goethe	☐	☐	☐
100.	Lieben und bewundern machen weit, Neid macht eng.	☐	☐	☐

		ja	nein	Redebedarf
101.	Wer liebt, sieht in der Frau auch den Mann und umgekehrt.	□	□	□
102.	Liebe ist freiwillige Abhängigkeit.	□	□	□
103.	Abhängige Liebe und Freiheit schließen einander aus. *»Der Mensch ist einfältig, man darf es sich nicht verhehlen; er, dessen Existenz zwischen heute und morgen eingeschlossen ist, will, dass seine Gefühle von ewiger Dauer seien. Es gibt deren eins, das süßeste, aber das unfreiwilligste und flüchtigste – man nennt es Lieben, welches die Stimme und die Flügel eines Vogels hat. Sobald der Mensch es errungen, sperrt er es in einen Käfig und sagt ihm: Du wirst nur mehr für mich singen, und du wirst nicht höher mehr fliegen als auf meine Hand. Selbstsüchtiger! Entweder stirbt der Vogel aus Mangel an Freiheit und der Mensch ruft aus: Warum ist er gestorben, sein Käfig war doch vergoldet! Oder der Vogel singt, so gut er nur kann, und der Mensch geht davon, indem er sagt: Immer dieselbe Melodie, wie langweilig!«* Alexandre Dumas	□	□	□
104.	Liebe ist, Zeit zu haben, wenn man keine Zeit hat.	□	□	□
105.	Beim Abschied und beim Wiedersehen wird das Ausmaß der Liebe spürbar.	□	□	□
106.	Es gibt keine Liebesbeweise. Zweifelt Susi an Hugos Liebe – und Hugo liebt Susi wirklich –, dann trifft sie ihn an seiner heiligsten Stelle.	□	□	□
107.	*»Die Liebe ist langmütig und freundlich;*	□	□	□
	sie blähet sich nicht,	□	□	□

		ja	nein	Redebedarf
	sie sucht nicht das Ihre,	▢	▢	▢
	sie lässt sich nicht erbittern,	▢	▢	▢
	sie trachtet nicht nach Schaden;	▢	▢	▢
	sie erträgt alles,	▢	▢	▢
	sie glaubt alles,	▢	▢	▢
	sie hofft alles,	▢	▢	▢
	sie duldet alles.« Paulus, 1. Korinther 13, 4–7	▢	▢	▢
108.	Wer sich sehnt, liebt.	▢	▢	▢
109.	»Was sich liebt, das neckt sich.« So wagen Liebende spielerische Frechheit.	▢	▢	▢
110.	Im gemeinsamen Stillsein gewinnt die Liebe unendlichen Raum. *»In der Liebe gilt das Schweigen oft mehr als Sprechen.«* Blaise Pascal	▢	▢	▢
111.	Liebe ist die Bereitschaft, falls nötig des anderen Rollstuhl zu schieben oder ihn bis zum Tod zu pflegen.	▢	▢	▢
112.	Liebende haben nicht das letzte Wort: Sie finden die schönsten.	▢	▢	▢
113.	Die wichtigste Frage für Liebende: »Wie können wir einander unbekannt bleiben?« *»Es ist bemerkenswert, dass wir gerade von dem Menschen, den wir lieben, am mindesten aussagen können, wie er sei. Wir lieben ihn einfach. Eben darin besteht ja die Liebe, das Wunderbare an der Liebe, dass sie uns in der Schwebe des Lebendigen hält, in der Bereitschaft, einem Menschen zu folgen in allen seinen möglichen Entfaltungen.«* Max Frisch	▢	▢	▢
114.	Wer liebt, ist niemals ehrlicher, als der Geliebte zu verkraften vermag.	▢	▢	▢

Wenn unsere Schattenseiten Liebe definieren … (Erklärungen 115–159)

Die Liebe ist etwas Ernstes, wobei man
oft für immer sein eigenes Leben und
das eines anderen aufs Spiel setzt.
Simone Weil

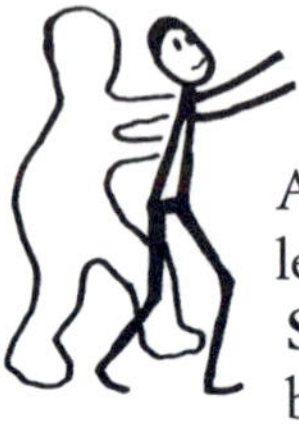

Alles, was wir verdrängt haben, um für andere pflegeleicht zu sein oder um zu überleben, macht unseren **Schatten** aus, der seinen Tribut fordert und sich in drei beliebten Formen zeigt:

1. Als *Projektion*: An anderen stört uns, was wir selbst nicht leben. Das verdrängte Eigene wird projiziert und erscheint in widerborstigem Outfit im Umfeld, wo wir es im ungünstigen Fall bekämpfen, anstatt es zu integrieren.
2. Als *Symbiosestress*: Wir kleben übermäßig an den Geliebten, um unter anderem Ängste des Verlassenwerdens oder der Einsamkeit zu kompensieren.
3. Als *Selbstverleugnungsmühe*: Wir verheizen unsere Kräfte in einer Art Selbstauslöschung, die für alle Beteiligten anstrengend und lediglich auf das Sammeln von Pluspunkten ausgerichtet ist.

Die Übergänge dieser Tribute sind fließend, Überschneidungen – sogar in Form von »Dreifachknallern« – üblich.

Käthe beispielsweise wuchs in ärmlichen Verhältnissen auf und hat deshalb alle Ansprüche verdrängt. Sie ist die Bescheidenheit in Person. Sie gönnt sich auch heute nichts, obwohl ihre finanzielle Situation dies erlaubte. Weil sie sich nichts gönnt, erträgt sie Wohlleben bei anderen kaum. Der Mechanismus ist schlicht:

- Was ich mir verbiete, kann ich bei anderen nicht dulden.

Genau an dieser Stelle macht sich der Schatten in Form von Projektionen breit. Für Käthe ist Bescheidenheit die höchste Tugend, während sie Luxus und Ansprüche für Todsünden hält. Zumindest ist das ihre bewusste Position. Ihr Schatten ist unbewusst und liefert das Aggressionspotenzial. Daher regt sich Käthe über luxuriöse Lebensweisen auf, macht spitze Bemerkungen und preist fanatisch das anspruchslose Leben. Ihre Verhaltensweise ist emotionsgeladen und raubt ihr den inneren Frieden. Diese Emotionalität entspringt ihren nicht gelebten, nicht integrierten Schattenanteilen. Die Maßnahme ist einfach: Käthe entwickelt einen anspruchsvolleren Lebensstil und vermag so auch anderen Luxus zu gönnen. Sie nimmt ihre Projektion zurück, klebt deshalb weniger am Partner, der ihre Macke ausgleicht. Außerdem reduziert sie ihre Selbstverleugnung.

Die Umsetzung des Sprichworts »Leben und leben lassen!« gelingt, wenn wir zunächst uns selbst leben lassen. Alles, was wir uns und deshalb anderen verbieten, bohrt sich in unsere Beziehungen hinein und prägt unsere Sicht der Liebe. Daher hat jede Definition, die unser Schatten diktiert, nichts mit *Liebe* zu tun, sondern formuliert entweder

- *wie die Erlösung von seelischer Altlast aussieht*
  Bei Käthe: Reicher Prinz entführt sie auf sein Schloss.
- *oder wie sich die Wiederkehr von Altlast umschiffen lässt*
  Bei Käthe: Treuer, bescheidener Ehemann bietet festes Einkommen, und Käthe fühlt sich sicher.

Bei den nun folgenden Erklärungen von »Liebe« hat unsere Schattenseite das Wort.

Gebrauchsanweisung

Entscheiden Sie wieder, ob Sie **ja**, **nein** oder **Redebedarf** ankreuzen, und spekulieren Sie gegebenenfalls allein oder zu zweit darüber, welche alte Verletzung sich als Schattenanteil im Verborgenen hält und die jeweilige Definition diktiert.

Beginnen wir mit Käthe, deren Schattenanteile in ihren Aussagen leicht wiederzuerkennen sind.

	ja	nein	Redebedarf
115. *Käthe:* Liebe ist, wenn Walter finanzielle Ausgaben mit mir bespricht. Liebe ist auch, wenn er sorgsam mit unserem Besitz umgeht, wenn er daran denkt, den Rasenmäher nicht im Regen stehen zu lassen. Liebe ist ebenfalls, wenn Walter meine einfache Küche mag. Ich fühle mich geliebt, wenn Walter mir einen einfachen Wiesenstrauß pflückt. Ich mag es nicht, wenn er Geld für Blumen ausgibt.	□	□	□

Wir sehen, dass Walter nahtlos in Käthes Macke passen muss, damit sie sich geliebt fühlt. Das gilt natürlich auch umgekehrt und funktioniert ganz gut nach dem schon erwähnten Topf-Deckel-Prinzip. Leider stabilisieren solche Beziehungen unsere Schattenseiten, anstatt sie zu sprengen.

	ja	nein	Redebedarf
116. *Maria:* Liebe ist, wenn ich immer weiß, wo Herbert ist, was er tut, denkt und fühlt.	□	□	□

Die alte Verletzung, die den Schattenanteil hervorgerufen hat, der sich in Marias Definition verbirgt, hat mit »Nicht-wissenwo-jemand-ist« zu tun. Auslöser war ihr Vater, der heimlich trank und auf seinen Kneipentouren immer wieder irgendein Unheil anrichtete. Das war sehr schlimm für die Familie und für Maria. Deshalb will Maria die damals verursachte Wunde nie wieder von einem geliebten Menschen berühren lassen. Ihre Definition von Liebe erstaunt nicht.

	ja	nein	Redebedarf
117. *Nancy:* Liebe ist, wenn er mir ein ganz sicheres Zuhause bietet.	☐	☐	☐

Es ist leicht erkennbar, welcher Schattenanteil diese Definition diktiert: nämlich ein erschüttertes Sicherheitsgefühl. Nancys Mutter musste seinerzeit ihre Heimat verlassen, um sich auf einem anderen Kontinent zu liieren. Diesen Trennungsschmerz hat sie nie verwunden und ihn als unverarbeitetes Leid an Nancy weitergegeben. Die unausgesprochene Botschaft der Mutter lautete: »Wer dich wirklich liebt, wird nie von dir verlangen, deine Heimat zu verlassen, sondern wird im Gegenteil dafür sorgen, dass du Sicherheit und Geborgenheit über einen unerschütterbaren Wohnsitz erlebst.«

Machen wir einen kleinen Ausflug zum Thema »Projektionen erkennen«. Es geht ganz einfach: Beim Sichten von Schattenanteilen und Projektionen nutzen wir folgende Formel: Was mir besonders wichtig ist – für Nancy ist das ein sicheres Zuhause –, weist auf verdrängte, nicht gelebte Persönlichkeitsanteile hin. Um dann präziser herauszufinden, *was* genau der projizierte Anteil ist, fragen wir:

- Was ist mir besonders wichtig?
  Bei Nancy: das sichere, verwurzelte Wohnen.
- Was ist das Gegenteil von dem, was mir so wichtig ist?

Bei Nancy: ein ungebundenes Umherschweifen, ein inneres Heimatgefühl unabhängig von allen äußeren Stützpunkten.

- Wie viel Raum hat diese gegenteilige Eigenschaft oder Verhaltensweise in meinem Leben?
  Bei Nancy: Wie viel Abenteuer wagt sie?
- Wie lebte ich, wenn der projizierte Anteil in meinem Leben mehr zum Zuge käme?

	ja	nein	Redebedarf
118. *Jochen:* Liebe ist für mich, wenn sie mit mir segeln geht, auch und besonders dann, wenn sie nicht schwimmen kann.	☐	☐	☐

Jochen hält für Liebe, wenn sie ihm blind vertraut und ihr Leben vollständig auf ihn ausrichtet. Das ist ihm wichtig, weil er seine eigene Fähigkeit zu vertrauen weitgehend eingebüßt hat. Als Jochen sechs Jahre alt war, empfand seine Mutter die Ehe als zu eng, machte sich in einem Schnelldurchgang selbstständig, trennte sich dann und ließ den Sohn beim Vater. Dieser hatte nur wenig Zeit, weshalb Jochen sich von der Mutter verlassen und vom Vater vernachlässigt fühlte. Das hat seinem Vertrauen ins Leben einen Schlag versetzt. Kein Wunder also, dass er sich genau das von seiner Geliebten wünscht, was er selbst nicht zur Verfügung hat. Ebenfalls kein Wunder, dass seiner Liebesvorstellung eine eher unselbstständige, von ihm abhängige Frau entgegenkommt. So glaubt er, dem Wiederholungsschmerz des Verlassenwerdens entgehen zu können.

Seine Rechnung geht freilich nicht auf. Partner, die nahtlos unsere Macke bedienen, festigen den Wiederholungszwang. Die grenzsprengende Dynamik desselben will jedoch mehr Entwicklung lostreten, als dem Topf-Deckel-Gekuschele gefällt. Was ist nur mit den Töpfen und Deckeln los?

	ja	nein	Rede-bedarf
119. *Franziska:* Liebe ist, wenn er mich »mein Ding« machen lässt und nicht ständig an mir dranhängt.	▢	▢	▢

Franziskas Mutter war Ärztin, hat aber ihren Beruf aufgegeben, als ihre Tochter auf die Welt kam. Trotz der Liebe zu ihrem Kind war das ein sehr frustrierender Einschnitt im Leben der Mutter, an dem sie unterschwellig Franziska und ihrem Mann die Schuld gibt. Oft erlauben sich die Kinder nicht, über den Erfolgs- und Glücksradius ihrer Sippe hinauszugehen. Eine Einschränkung, die ihnen gleichwohl schmerzlich bewusst sein kann. So sehnt sich Franziska zwar nach beruflicher Selbstverwirklichung, wird aber von unterschwelligen Schuldzuweisungen wie vom Berufsaufgabe-Opfer ihrer Mutter in ihren Höhenflügen beschnitten. Naheliegenderweise sehnt sie sich nach einem Partner, der ihren wunden Punkt nicht verstärkt, sondern lindert. Immer wieder sollen unsere Partner Pflaster für Kindheitswunden sein. Fühlte Franziska ein uneingeschränktes Recht, ihr Ding machen zu können, dann sähe ihre Definition von Liebe bestimmt anders aus.

	ja	nein	Rede-bedarf
120. *Bernhard:* Liebe, das ist ganz klar, ist nur dann wirkliche Liebe, wenn meine Partnerin sich nicht in die Gestaltung meiner Freizeit einmischt. Ich fühle mich nur geliebt, wenn ich Herr meiner Zeit bin. Natürlich mache ich auch gerne was mit ihr, aber zunächst einmal gehören meine Zeit und mein Leben mir!	▢	▢	▢

Bernhards Kindheitswunde ist, dass ihm Freiheit nicht ausreichend vergönnt war. Das Kompensationspflästerchen soll genau an dieser Stelle für Linderung sorgen. Daher seine Definition von Liebe. Die Lebensbeschneidungen in der Kindheit sind üblich. Da ist Bernhards Situation wahrlich keine Ausnahme. Eine Umfrage in meinen Seminaren und Vorträgen hat ergeben, dass sich fast alle Menschen mehr auf ihre Partner einstellen, als für sie wirklich stimmig und gut ist. Es scheint, als ob wir beinahe kollektiv ein Stück Selbstbestimmung oder **Eigendrehung** verloren hätten, bloß um uns Zuneigung und Liebe der Eltern zu sichern. Im extremsten Fall fühlt es sich so an, als müsste das Recht auf das eigene Leben aufgegeben werden, um es dem anderen recht zu machen. Diese Haltung, zunächst auf die Eltern hin eingeübt, wird in der Partnerschaft leider fortgesetzt.

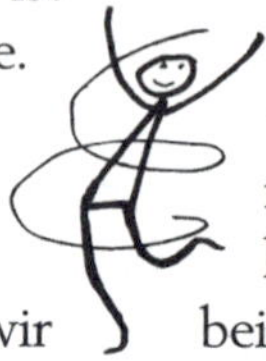

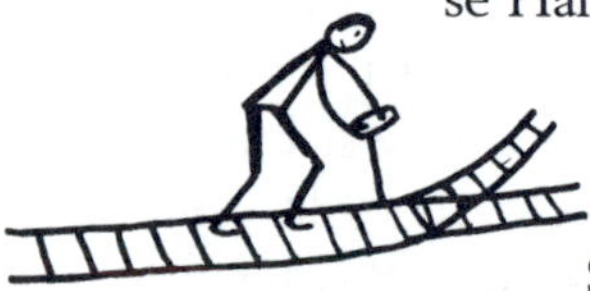

Die folgenden Ausstiegsfragen sollen dazu beitragen, unbewusste, abträgliche **Seelenselbstläufer** durch eine bewusste Weichenstellung zu verlassen.

- Was will ich wirklich?
- Wofür lohnt sich mein Leben?
- Wann erlebe ich tiefe Erfüllung?
- Was macht mir richtig Spaß?
- Wie lebte ich, wenn jeder Tag der kostbarste meines Lebens wäre?
- Soll in meiner Todesanzeige stehen, mein Leben sei Müh und Plag gewesen, ich sei nach langem, schwerem Leiden nun endlich erlöst?
- Wann beginnt mein Leben vor dem Tod?

Je mehr es uns gelingt, im Sinne unserer Antworten auf diese Fragen zu leben, umso weniger belasten wir unsere Partnerinnen mit Schuldzuweisungen, eigener Unzufriedenheit und Groll.

	ja	nein	Redebedarf
121. *Heinrich:* Nur wenn sie mich jeden Abend erwartet, liebt sie mich.	▢	▢	▢

Welche schlimme Erfahrung verbirgt sich möglicherweise hinter Heinrichs Definition?

	ja	nein	Redebedarf
122. *Horst:* Wenn eine Frau Interesse für meine Gefühle hat und ich nicht immer stark sein muss, dann werde ich geliebt.	▢	▢	▢
123. *Franz:* Liebe ist, wenn Hiltrud ein Dirndl für mich anzieht.	▢	▢	▢
124. *Elke:* Allein die Tatsache, dass Bruno mir zuhört und wirklich wissen will, was ich denke, beweist seine Liebe.	▢	▢	▢
125. *Birgit:* Liebe ist, angeschaut zu werden. Es ist das Gefühl, ihm zu gefallen.	▢	▢	▢
126. Wer abhängig liebt, ist auch in einer *geistigen* Besessenheit.	▢	▢	▢
127. Liebe ist, jedes Wochenende unter ihrem Auto zu verbringen.	▢	▢	▢
128. Liebe macht uns entsetzlich verwundbar. *»Liebe ist Leiden … Man muss es nur, man will es nicht.«* Johann Wolfgang von Goethe	▢	▢	▢

Erläuterung: Wenn's in unserer Kindheit hart auf hart kommt, versuchen wir uns mit Unbilden und Missmut der Eltern so zu arrangieren, dass wir mit einem Minimum an Schmerz davonkommen. Das gelingt, indem wir uns mehr oder weniger Eigendrehung und Freiheit abklemmen. So reduzieren wir unser Persönlichkeitsspektrum. Alles, was wir aus unserem bewussten

Erleben hinausschieben, macht unseren Schatten aus, mischt sich von unbewussten Schichten her unbequem in unser Leben ein und lässt uns immer wieder in denselben seelischen Sackgassen landen. Vielleicht ja nur, damit wir begreifen, dass Sackgassen einen Wendehammer haben.

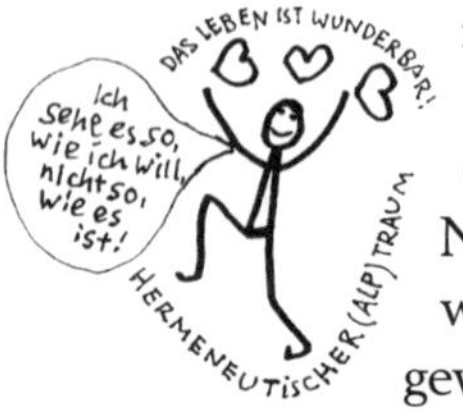
DAS LEBEN IST WUNDERBAR!
Ich sehe es so, wie ich will, nicht so, wie es ist!
HERMENEUTISCHER (ALP)TRAUM

Ken Wilber definiert den Schatten als »**hermeneutischen Alptraum**«. Mit anderen Worten: Unser Schatten – also unsere nicht gelebten Facetten – drückt uns eine Deutungsbrille auf die Nase, von der wir noch nicht einmal wissen, dass wir sie aufhaben. Durch diese Brille deuten und gewichten wir andere und das Leben allgemein. Wir halten unsere Wahrnehmungen für ausgemachte Tatsachen, anstatt zu kapieren, dass es nur Zerrbilder unseres Schattens sind. So nimmt jemand mit einem riesigen Selbstwertdefizit vermeintlich wahr, dass andere ihn nicht ausreichend anerkennen. Entsprechend enttäuscht, wütend oder beleidigt reagiert er. Jedoch meistens gar nicht auf das tatsächliche Verhalten der anderen, sondern nur auf *seine* Wahrnehmung und Deutung desselben! Dummerweise lockt seine Reaktion entsprechende Reaktionen beim anderen hervor – nach dem Sprichwort: »Wie man in den Wald hineinruft, so schallt es heraus.« Wenn es immer ähnlich herausschallt, so liegt das an unseren auf Fehldeutungen beruhenden Reaktionen. Wir erleben genau das, was wir zu Beginn durch unsere interpretierende Wahrnehmung hineingelegt haben. Das fatale Motto könnte lauten: »Tu oben Orange rein und wundere dich nicht, wenn unten Apfelsine rauskommt.« Je fester unsere Deutungsbrille sitzt, umso hartnäckiger wiederholen sich unsere ungemütlichen Erfahrungen. In der Psychologie spricht man vom »Wiederholungszwang«. Je größer die seelische Beteiligung in einem Kontakt, umso einschneidender die Selbstverletzung durch Fehldeutungen.

		ja	nein	Rede-bedarf
129.	Jeden Augenblick mit der anderen zusammensein zu wollen, ist Zeichen der Liebe.	▢	▢	▢
130.	Lieben bedeutet, ständig durch den Kopf des anderen zu denken.	▢	▢	▢
131.	Liebe ist, wenn ich es um meinetwillen gut finde, dass es den anderen gibt.	▢	▢	▢
132.	Einen Menschen lieben heißt sagen: »Gut, dass es dich gibt.« Wer als Kind abgelehnt wurde, erlebt den Gipfel des Geliebtwerdens in der vollständigen Bejahung seiner Person. Entsprechend sieht seine Definition von Liebe aus.	▢	▢	▢
133.	Liebe ist ein Zustand irrationaler Verstörtheit.	▢	▢	▢
134.	Wer liebt, passt sich an.	▢	▢	▢
135.	*Fritz*: Weil ich dich liebe, esse ich deinen völlig angebrannten Kuchen mit fröhlichem Appetit.	▢	▢	▢
136.	Wer liebt, will im anderen aufblühen. *»Lieben – das heißt Seele werden wollen in einem anderen.«* Friedrich Schleiermacher	▢	▢	▢
137.	Wer auf Gegenliebe lauert, liebt nicht, sondern ist in einer Egoaufputschliaison.	▢	▢	▢
138.	Liebe ist, des anderen Last zu tragen.	▢	▢	▢
139.	Lieben blockiert.	▢	▢	▢
140.	Lieben setzt Kreativität frei.	▢	▢	▢
141.	Liebe ist ein seelischer Unfall.	▢	▢	▢
142.	Der Wert einer Frau bemisst sich nach seinem Einkommen.	▢	▢	▢
143.	Der Wert eines Mannes bemisst sich nach ihrem Brustumfang.	▢	▢	▢

		ja	nein	Redebedarf
144.	Liebe ist Abirrung vom Wichtigen. *»… ein so süß Übel ist immer ein Weib.«* Victor Hugo	□	□	□
145.	Nur wer immer lächelt, liebt.	□	□	□
146.	Wer liebt, interessiert sich für alles, was sie redet.	□	□	□
147.	Die Liebe ist ein Geistkiller. Sie verwandelt kluge Worte in blumiges Gesäusel. Der volle Salat lautet so: *An holden Wangen* *will ich prangen,* *zu güldenen Spangen* *erglühet mein Verlangen.* *Des Mondes Bähnlein über Tannen* *bezeuget unser Bangen,* *wenn wir uns kühn umfangen.* *Ach, welch süße Pein!* *– Muss das sein?*	□	□	□
148.	Liebe ist ein flüchtiger Genuss, dessen dickes Ende den Anfang nicht lohnt.	□	□	□
149.	Liebe bringt Psychomüll zum Überquellen.	□	□	□
150.	Wer liebt, ist Instrument des Geliebten.	□	□	□
151.	Wer liebt, rutscht unter sein eigenes Niveau. *»Ein ernstlich Verliebter ist in Gegenwart* *seiner Geliebten verlegen, ungeschickt und* *wenig einnehmend.«* Immanuel Kant	□	□	□
152.	Wer liebt, bezieht jedes Verhalten und jede Äußerung des Geliebten auf sich.	□	□	□
153.	Liebe ist eine nett geschmückte Form der Selbstsucht.	□	□	□
154.	Liebende sind berufen zum **Seelenmülleimertum**.	□	□	□

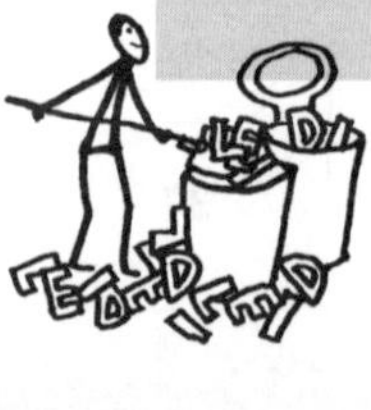

		ja	nein	Redebedarf
	»Die Ehe ist ein Bund, in welchem sich Mann und Weib verpflichten, sich zeitlebens ihr Leid zu klagen.« Theodor Hippel			
155.	Die Liebe ist eine subtile Form der Kriegsführung.	☐	☐	☐
156.	Hubert liebt, denn er fährt nachts zur Tankstelle, um Elfriede Bier zu kaufen.	☐	☐	☐
157.	Lieben – das heißt besser wissen, was für die Geliebte gut ist.	☐	☐	☐
158.	Liebe ist, sich vom anderen lenken und beschützen zu lassen.	☐	☐	☐
159.	Wer liebt, verzichtet gerne auf sich selbst.	☐	☐	☐

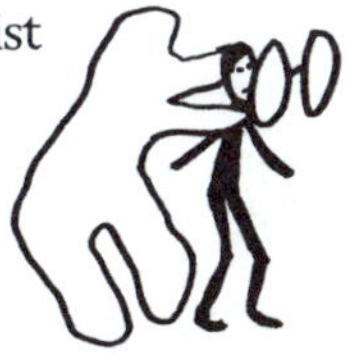

Wir sehen, wie sehr uns der Schatten zu Gefangenen unserer selbst macht. Und frecherweise heißt es: »Jeder ist seines Glückes Schmied!« Unser Schatten drückt uns eine nicht abnehmbare **Deutungsbrille** auf die Nase. Wir sehen alles mehr oder weniger verzerrt, ohne uns dessen bewusst zu sein, womit jede Gelegenheit, sein Glück zu schmieden, im Keim erstickt wird!

Wie soll das Schmieden gelingen, wenn Fehldeutungen uns die Schmiedehändchen binden, bevor wir überhaupt daran denken können zu schmieden? Erst wenn wir aus den Fehldeutungen aussteigen, betreten wir die Glücksschmiede. Ob uns dann die Schmiederei gelingt, ist ungewiss. Schon allein die Möglichkeit zu sehen, stimmt zuversichtlicher.

Unser erstes Ziel ist, die Glücksschmiede überhaupt zu betreten, indem wir unseren Fehldeutungen genauer auf die Schliche kommen. Da wir uns nicht auf unsere Wahrnehmungen verlassen können, brauchen wir eine Art Code oder Zaubertrick, um von der Fehldeutung zur realen Einschätzung der Wirklichkeit zu gelangen. Alles, was wir an anderen bewundern und verabscheuen, kann, klug entschlüsselt, zum Sesam-öffne-dich werden und uns überraschende Einblicke in unser Wesen schenken.

Unser zweites Ziel, mit geschmeidigen Händchen unser Glück zu schmieden, ist damit in Reichweite: Wir beißen uns nicht mehr am Bewunderten und Verabscheuten fest und hören auf, in der Wolkenkuckucksheim-Glücksschmiede nichts zu erreichen. Stattdessen legen wir unsere Ressourcen frei, indem wir Bewundertes und heftig Abgelehntes als indirekte Hinweise auf Eigenes entschlüsseln. So rücken wir uns selbst näher, werden innerlich reicher, integrieren Schattenanteile, schmieden unser Glück, bemerken und nutzen unsere Fehldeutungen und können uns die Liebe noch umfassender erklären.

Die nächsten beiden Kapitel verfolgen diese Zielsetzung. Es wäre doch schön, wenn nicht mehr unsere Schattenseiten Liebeserklärungen diktierten, sondern unser freies Herz!

Indirekte LiebesErklärungen

Eben weil sie ihn liebte, war kein Gesicht, kein Lächeln, kein Betragen so angenehm wie seines, und nicht weil sein Gesicht, sein Lächeln, sein Betragen angenehmer waren als andere, liebte sie ihn. Sie kannte schönere, anmutigere Männer, und wusste es.
Marcel Proust

Nähern wir uns einem besonders aufschlussreichen Liebesgebiet – reich ist es, wenn wir es wirklich aufschließen. Es geht um das, was wir an anderen bewundern. Spüren wir zunächst dem Gefühl der Bewunderung nach: Hedwig bewundert Heinrichs athletischen Körper, seine Geistesgegenwart und seine Gelassenheit. In ihre Bewunderung mischt sich ein gewisser Stolz auf ihren Partner – lebt er doch, wozu sie sich nicht in der Lage fühlt. Oder Uwe, der voller Bewunderung für Heikes schöne Stimme und künstlerische Ader ist. In seine Bewunderung mischt sich allerdings auch ein gewisser Neid, da er selbst gerne eine musische Laufbahn eingeschlagen hätte, aber sich zum Ingenieurberuf hat überreden lassen … Susanna bewundert das Sprachtalent ihrer Freundin und stellt fest, dass sie selbst gewandter und kreativer im Ausdruck ist, wenn sie mit der Freundin spricht. In Susannas Bewunderung ist viel Begeisterung, und deshalb lässt sie sich selbst in das Bewunderte ziehen.

Einerlei welche gefühlsmäßige Beimischung unsere Bewunderung hat, Tatsache ist, dass alles, was wir bewundern, bevorzugt in unsere Wahrnehmung tritt, weil wir bewusst oder unbewusst einen speziellen Draht zu dem jeweiligen Gegenstand unserer Bewunderung haben. Folgende Spielarten am Ende dieses Spezialdrahts lassen sich unterscheiden:

- Ich bewundere an anderen, was ich auch kann oder habe, ohne mir dessen bewusst zu sein.

- Ich bewundere, wozu ich selbst das Zeug hätte, es aber nicht umgesetzt habe. (Zum Beispiel weil ich entsprechende Fähigkeiten verdrängen musste, um meinen Eltern wohlgefällig zu sein.)
- Meine Bewunderung dient der Aktivierung entsprechender eigener Fähigkeiten.
- Ich bewundere etwas an anderen, weil dadurch mein Herz geöffnet wird.

Welche Bewunderungs-Spielart auch vorliegen mag, jede Bewunderung wurzelt in eigenen ganz erschlossenen, teilweise erschlossenen oder unerschlossenen Ressourcen. So ist erklärbar, weshalb wir einiges bewundern und anderes eben nicht. Nur wenn eine Affinität vorliegt, entsteht Bewunderung. Folglich ist jede Bewunderung, die wir für andere hegen, eine indirekte LiebesErklärung an uns selbst, an unsere Ressourcen. Das gilt sogar, wenn ich Albert Einstein bewundere und mir zugleich bewusst bin, Lichtjahre von der Fähigkeit entfernt zu sein, Relativitätstheorien aus dem Ärmel zu schütteln. Meine Bewunderung für Einstein weist auf mich selbst. Mit folgender Frage kann ich herausfinden, inwiefern:

- Was fasziniert mich an Albert Einstein?

Nehmen wir an, die Antwort wäre: die Größe seines genialen Geistes. Mit diesem Fingerzeig und weiteren Fragen kann ich mich mehr und mehr auf den Punkt bringen:

- Wie könnte ich mich für das Wachsen meines Geistes einsetzen?
- Durch welche Lektüre beispielsweise fühle ich mich »einsteiniger«?
- Wie werde ich meinen besten Möglichkeiten gerecht?
- Könnte es sein, dass ich meine geistigen Fähigkeiten unterschätze?

Natürlich mag es für die Geliebten schmeichelhaft sein, wenn sie bewundert werden. Indem wir die Bewunderung als Fingerzeig auf eigene Ressourcen verstehen, schöpfen wir aus ihr Gewinn für uns selbst. Je mehr wir uns selbst lieben – also diesem Fingerzeig folgen und unsere Ressourcen aktivieren –, umso weniger sind wir darauf angewiesen, dass unser Selbstwert durch die Anerkennung über das **Partnerschaftsnabelschnürchen** aufgepeppt wird. Alles, was wir uns selbst geben, stärkt unseren Selbstwert, lässt die Anerkennung für uns selbst wachsen und macht uns weniger bedürftig. So werden wir mehr und mehr zum Ganztopf, der mit anderen Ganztöpfen im freien Spiel Spaß haben kann, jedoch ohne sie für sein Seelenheil zu brauchen. Machen wir uns klar, inwiefern jede Bewunderung als indirekte Liebeserklärung an uns selbst dient. Bewunderung setzt uns auf die Spur zu eigenen Möglichkeiten und ist ein wertvoller Schlüssel zur Steigerung der Selbstliebe. Kurz als Motto: »Die Bewunderung für dich ist eine indirekte Liebeserklärung, -eröffnung an mich!«

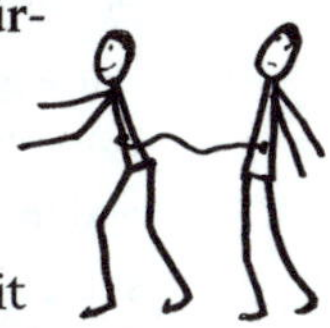

Wenn wir diese indirekten Liebeserklärungen an uns selbst verstehen und zur Ressourcenfreilegung nutzen, steigt damit die Entlastung unserer Partner,

- weil sie nicht mehr unsere eigenen Ressourcen stellvertretend abdecken müssen,
- weil sie nicht mehr das Loch mangelnder Selbstliebe durch ihre Anerkennung zu füllen haben
- und weil wir unmittelbar mehr Erfüllung durch selbst erschlossenes Potenzial gewinnen.

Gebrauchsanweisung

Finden Sie im ersten Schritt heraus, was Sie an anderen bewundern, um zu erkennen, wie Sie sich selbst die Liebe erklären können. Kreuzen Sie einfach an, was Sie bewundern. Außerdem spüren Sie nach, ob das jeweils Bewunderte von einem Begleitgefühl durchzogen ist und kreuzen auch dieses an. Zur Wahl stehen: »Stolz, Neid, Begeisterung, Mitfreude« und ein Strich als Leerstelle, wo Sie ein anderes Begleitgefühl eintragen können.

Im zweiten Schritt legen Sie sich die folgenden Fragen vor:

- Lebe ich selbst, was ich bewundere?

Wenn nicht:

- Wie könnte ich selbst leben, was ich bewundere?

Der dritte Schritt besteht darin, sich ganz konkret die eigene Umsetzung des Bewunderten auszumalen und Ansatzpunkte zur Verwirklichung auszudenken. Die Erfüllung der indirekten Liebeserklärungen findet ihren Gipfel im praktischen Vollzug jener Ansatzpunkte. Just do it!

Steigen wir in die Auflistung bewunderter Eigenschaften ein und machen so den ersten Schritt von den indirekten zu direkten Liebeserklärungen an uns selbst.

Was landauf, landab an anderen bewundert wird:

	ja	Stolz	Neid	Begeisterung	Mitfreude	
Durchsetzungsfähigkeit	☐	☐	☐	☐	☐	________
Selbstbehauptung	☐	☐	☐	☐	☐	________
Bewegungsfähigkeit	☐	☐	☐	☐	☐	________
Zähigkeit	☐	☐	☐	☐	☐	________
Körperliche Disziplin	☐	☐	☐	☐	☐	________
Sportlichkeit	☐	☐	☐	☐	☐	________
Kampfgeist	☐	☐	☐	☐	☐	________
Mut	☐	☐	☐	☐	☐	________
Waghalsigkeit	☐	☐	☐	☐	☐	________
Pioniergeist	☐	☐	☐	☐	☐	________
Triebstärke	☐	☐	☐	☐	☐	________
Frechsein	☐	☐	☐	☐	☐	________
Offenheit	☐	☐	☐	☐	☐	________
Power	☐	☐	☐	☐	☐	________
Unverfrorenheit	☐	☐	☐	☐	☐	________
Tatkraft	☐	☐	☐	☐	☐	________
Abgrenzungsfähigkeit	☐	☐	☐	☐	☐	________

	ja	Stolz	Neid	Begeisterung	Mitfreude	
wirtschaftliche Fähigkeiten	▢	▢	▢	▢	▢	___
Reichtum	▢	▢	▢	▢	▢	___
Bescheidenheit	▢	▢	▢	▢	▢	___
Genussfähigkeit	▢	▢	▢	▢	▢	___
Bodenständigkeit	▢	▢	▢	▢	▢	___
Festhalten	▢	▢	▢	▢	▢	___
Beharrungsvermögen	▢	▢	▢	▢	▢	___
Wertbewusstsein	▢	▢	▢	▢	▢	___
Kommunikationstalent	▢	▢	▢	▢	▢	___
Sprachvermögen	▢	▢	▢	▢	▢	___
Ausdrucksfähigkeit	▢	▢	▢	▢	▢	___
Lügevermögen	▢	▢	▢	▢	▢	___
Geistesgegenwärtigkeit	▢	▢	▢	▢	▢	___
Ehrlichkeit	▢	▢	▢	▢	▢	___
Flexibilität	▢	▢	▢	▢	▢	___
Reiselust	▢	▢	▢	▢	▢	___
Lernfähigkeit	▢	▢	▢	▢	▢	___
handwerkliches Geschick	▢	▢	▢	▢	▢	___
Bilingualität	▢	▢	▢	▢	▢	___
Multilingualität	▢	▢	▢	▢	▢	___
tiefe Empfindungsfähigkeit	▢	▢	▢	▢	▢	___
Einfühlungsvermögen	▢	▢	▢	▢	▢	___
Mütterlichkeit	▢	▢	▢	▢	▢	___
Naturverbundenheit	▢	▢	▢	▢	▢	___
Urvertrauen	▢	▢	▢	▢	▢	___
Vertrauen	▢	▢	▢	▢	▢	___
Herzenswärme	▢	▢	▢	▢	▢	___
Selbstvertrauen	▢	▢	▢	▢	▢	___
Organisationstalent	▢	▢	▢	▢	▢	___
darstellerische Fähigkeiten	▢	▢	▢	▢	▢	___
Optimismus	▢	▢	▢	▢	▢	___
Draufgängertum	▢	▢	▢	▢	▢	___
Delegationsfähigkeit	▢	▢	▢	▢	▢	___

	ja	Stolz	Neid	Begeisterung	Mitfreude	
Großzügigkeit	☐	☐	☐	☐	☐	______
Authentizität	☐	☐	☐	☐	☐	______
Genauigkeit	☐	☐	☐	☐	☐	______
Differenzierungsvermögen	☐	☐	☐	☐	☐	______
analytischer Tiefgang	☐	☐	☐	☐	☐	______
Realitätssinn	☐	☐	☐	☐	☐	______
Anpassungsfähigkeit	☐	☐	☐	☐	☐	______
Umsicht	☐	☐	☐	☐	☐	______
Kontaktfreudigkeit	☐	☐	☐	☐	☐	______
Liebesfähigkeit	☐	☐	☐	☐	☐	______
künstlerische Fähigkeiten	☐	☐	☐	☐	☐	______
diplomatisches Geschick	☐	☐	☐	☐	☐	______
guter Geschmack	☐	☐	☐	☐	☐	______
Schönheitssinn	☐	☐	☐	☐	☐	______
Gerechtigkeitssinn	☐	☐	☐	☐	☐	______
Loslassfähigkeit	☐	☐	☐	☐	☐	______
Radikalität	☐	☐	☐	☐	☐	______
Leidenschaftlichkeit	☐	☐	☐	☐	☐	______
Kompromissfähigkeit	☐	☐	☐	☐	☐	______
Kompromisslosigkeit	☐	☐	☐	☐	☐	______
Forschergeist	☐	☐	☐	☐	☐	______
philosophischer Sinn	☐	☐	☐	☐	☐	______
Weitherzigkeit	☐	☐	☐	☐	☐	______
Gelassenheit	☐	☐	☐	☐	☐	______
Humor	☐	☐	☐	☐	☐	______
Toleranz	☐	☐	☐	☐	☐	______
Begeisterungsfähigkeit	☐	☐	☐	☐	☐	______
Großdenkertum	☐	☐	☐	☐	☐	______
Zuversicht	☐	☐	☐	☐	☐	______
Verantwortungsbewusstsein	☐	☐	☐	☐	☐	______
Strukturiertheit	☐	☐	☐	☐	☐	______
Klarheit	☐	☐	☐	☐	☐	______
Geradlinigkeit	☐	☐	☐	☐	☐	______

	ja	Stolz	Neid	Begeisterung	Mitfreude	
Verlässlichkeit	☐	☐	☐	☐	☐	________
Ausdauer	☐	☐	☐	☐	☐	________
Autorität	☐	☐	☐	☐	☐	________
Integrität	☐	☐	☐	☐	☐	________
Originalität	☐	☐	☐	☐	☐	________
Unkonventionalität	☐	☐	☐	☐	☐	________
Freiheitsfähigkeit	☐	☐	☐	☐	☐	________
Intuitionsfähigkeit	☐	☐	☐	☐	☐	________
Aufbruchsbereitschaft	☐	☐	☐	☐	☐	________
Teamgeist	☐	☐	☐	☐	☐	________
Eigensinn	☐	☐	☐	☐	☐	________
gutes Gespür	☐	☐	☐	☐	☐	________
Selbstlosigkeit	☐	☐	☐	☐	☐	________
tiefes Mitgefühl	☐	☐	☐	☐	☐	________

Gibt es Eigenschaften oder Fähigkeiten, die Sie in der Liste vermissen? Denken Sie an Menschen, die Sie bewundern, und machen Sie Bestandsaufnahme.

Was ich an anderen bewundere:

____

____

____

____

Verfüge ich selbst über das Bewunderte? In welcher Form?

____

____

Wie könnte ich das Bewunderte mehr in meinem Leben umsetzen?

Inwiefern öffnet das Bewunderte mein Herz und inwiefern hat es mit mir zu tun?

Das Schöne an der Bewunderung ist, dass wir in ihrem Aufwind leicht den Einstieg in das Bewunderte finden. Wenn wir uns nicht zu einer eigenen Umsetzung des Bewunderten aufschwingen, lauern Gefahren auf unserem Liebesweg: Am krassesten ist wohl die Bewunderungsstarre, die oftmals das jähe Ende einer zunächst unkompliziert wirkenden Verliebtheit markiert.

Elvira ist von Karls Redegewandtheit unendlich beeindruckt. Bereits beim dritten Treffen verabschiedet sich ihr eigenes Denkvermögen restlos. Sie wird Opfer ihrer Bewunderungsstarre.

Eine weitere Gefahr besteht darin, alles, was wir bewundern, aber selbst nicht ausbilden, schließlich vom anderen zu erwarten. Somit setzen wir ihn oder sie unter Druck und geben uns selbst den Enttäuschungsstartschuss.

Diese Gefahren können wir im Gespräch entschärfen.

Gebrauchsanweisung

Tauschen Sie sich darüber aus,

- inwiefern das am anderen Bewunderte von Ihnen selbst umgesetzt wird oder werden sollte,
- inwiefern es einfach nur Anlass zur Mitfreude ist oder
- inwiefern Sie es vom anderen erwarten.

Vielleicht sieht Ihre Partnerin Sie anders, als es Ihrer Selbsteinschätzung entspricht. Vielleicht hat sie Ideen, wie Sie eigenes Potenzial, das im Bewunderten grüßt, wecken könnten. Und vielleicht schmieden Sie gemeinsam Pläne, wie Sie einander bei der Entfaltung eigener Ressourcen unterstützen könnten ...

Noch indirektere LiebesErklärungen

Wenn wir einen Menschen hassen, so hassen wir
in seinem Bild etwas, was in uns selber sitzt.
Was nicht in uns selber ist, das regt uns nicht auf.
Hermann Hesse

Nachdem sich uns beim Phänomen der Bewunderung ein recht fröhlicher Brückenschlag zu uns selbst aufgetan hat, sind wir vorbereitet für die größere Herausforderung. Wie wir ständig erfahren, hat alles, was uns an anderen auf die Palme bringt, was wir an ihnen verabscheuen und hassen, mit uns zu tun. Sonst träte es nicht mit solcher Wucht in unsere Wahrnehmung und löste nicht solche starken Affekte in uns aus. Generalaufhänger unserer Seelenaufwallungen ist das eigene Unerledigte. Exakt dieses Unerledigte verdrängen wir. Als Schattenanteil ist es uns nicht mehr bewusst und bringt die oben beschriebenen auffälligen Definitionen von »Liebe« hervor. Alles nicht Gelebte führt zu einem Abwehrmechanismus, der in der Psychologie »Projektion« genannt wird. Hierzu Ken Wilber:

> Wenn etwas an einer Person oder in unserer Umgebung uns lediglich informiert, projizieren wir wahrscheinlich nicht; wenn es uns aber affiziert, besteht der Verdacht, dass wir Opfer unserer Projektionen sind ... Was mich informiert, sehe ich mehr oder weniger richtig; wenn es starke Affekte bei mir auslöst, liegt mit ziemlicher Sicherheit eine Projektion vor.*

Das Wort »Projektion« bedeutet Hinausverlagerung. Im psychologischen Bereich geht es darum, eigene Persönlichkeitsan-

---

* Ken Wilber, ›Das Spektrum des Bewusstseins‹, Scherz Verlag, Bern, München, Wien 1987, S. 219 f.

teile, die bei uns selbst nicht zum Zuge kommen, nach draußen zu verlagern. Durch diesen Vorgang der Projektion werden jene Persönlichkeitsanteile – also das verstoßene Eigene – nur draußen, bei anderen, wahrgenommen. Diese Wahrnehmung ist emotional nicht neutral, weil sie unterschwellig an das verstoßene eigene Potenzial erinnert. Zur Veranschaulichung folgendes Beispiel:

Mathildchen hatte mal ein Lieblingskostüm. Es wurde ihr als zu flittchenhaft ausgeredet und weggenommen. Sie hat es schließlich vergessen. Eines Tages sieht sie jemand anders in »ihrem« Kostüm herumspazieren. Sie erkennt es zwar nicht wieder – die Projektion ist *unbewusst* –, spürt jedoch, dass sie irgendetwas auf eine besondere Art anficht: Ihr war das Kostüm verboten, und jene andere Person spaziert ungeniert darin durch die Landschaft. Sie kann nicht neutral auf das Kostüm reagieren.

Bei der Projektion werden nicht Kostüme hinausverlagert, sondern Wünsche, Bedürfnisse, Fähigkeiten. Wurde in der Kindheit das Bedürfnis zu trödeln, im eigenen Tempo zu leben, als Verschneckung und Faulheit etikettiert, dann verbietet sich das Kind sein Bedürfnis innezuhalten. Die Fähigkeit zu Muße und Langsamkeit wird verdrängt. Sie wird gleichsam zum Kostüm, welches das Kind nicht mehr haben darf, zu dem es den Kontakt verliert. Werden bei anderen verbotene Verhaltensweisen wahrgenommen, entstehen sofort emotionale Wellen. Diese Wellen können wir uns bewusst machen und als Hinweise auf nicht gelebtes Eigenes begreifen. *Was genau* das nicht gelebte Eigene ist, gilt es jeweils herauszufinden. Eine Projektion wird erkennbar, wenn uns an anderen aufregt, womit wir selbst zu tun haben, ohne uns dessen bewusst zu sein. Leichter und bequemer ist es, den Splitter im Auge des anderen zu sehen, als sich mit den eigenen Balken herumzuschlagen. Wir sehen bei anderen, was wir bei uns selbst verkennen. Ein gemeiner Zusatzeffekt beim Projizieren ist es, das abgespaltene Eigene nicht nur nicht neutral zu sehen, sondern es sogar negativ zu beurteilen und zu verdammen. Waren uns Muße und Verweilen verboten, waren sie als Faulenzerei verpönt, so stempeln wir mit genau dieser Bewertung unsererseits jene ursprünglich erquicklichen Eigenschaften bei anderen ab. Die Sicht auf das verlorene Potenzial wird verzerrt und durch negative Urteile emotional aufgeladen. So ist das Zitat von Ken Wilber gemeint: »Was mich informiert, sehe ich mehr oder weniger richtig; wenn es starke Affekte bei mir auslöst, liegt mit ziemlicher Sicherheit eine Projektion vor.« Unsere emotional aufgeladene Sicht hat den entscheidenden Nachteil, dass wir in der Hasserklärung an die anderen die Liebeserklärung an uns selbst verpassen. Und zwar so: Wir machen genau dingfest, in welcher Form wir das beim anderen Verabscheute bei uns selbst zum Zuge kommen lassen können. So nehmen wir die Projektion zurück. Das einst Hinausverlagerte wird wieder in die eigene Persönlichkeit integriert. Gleichzeitig werden die ungemütlichen Nebeneffekte der Projektion versenkt. Konkret:

- die emotionale Aufwallung ist nicht mehr nötig,
- die negative Beurteilung und Verzerrung der eigenen Wahrnehmung hören auf,
- das zwischenmenschliche Miteinander ist schlagartig verstrickungsfreier,
- wir gehen uns nicht mehr selber fremd.

Unser Leben wird voller, integrierter und schöner – so schön, dass es leicht fällt, uns selbst die Liebe zu erklären. Mit dem, was wir bei anderen ablehnen, öffnen wir eine Fundgrube in Bezug auf uns selbst. Was wir jetzt brauchen, sind handfeste Strategien, mit denen wir von dem Abscheu anderen gegenüber zur Liebe uns gegenüber finden können. Das entlastet die Partnerschaft enorm, weil ungute Affekte, die gegen unsere Liebsten schießen, niemals konstruktive, geschweige denn dauerhafte Lösungen herbeiführen.

Anders formuliert: Die Geliebten sind nicht mehr Opfer unserer seelischen Altlasten. Wenn wir das in Abscheu, Verwirrung, Hass, Unsicherheit, Wut oder ähnlichen emotionalen Aufwallungen gebannte Potenzial entdecken und uns verfügbar machen, befreit das nicht nur unsere Liebsten, sondern auch uns selbst. Angelika beispielsweise irritieren und affizieren Wutausbrüche bei anderen außerordentlich. Um zu verstehen, welche nicht gelebten Eigenanteile die Wucht ihrer Irritation hervorbringen, fragen wir:

- Was irritiert dich *ganz genau* an dem Verhalten x?

Angelikas Antwort: Ich verabscheue Wutausbrüche, weil sie unkontrolliert und unbeherrscht sind. Um noch näher an den von Angelika projizierten Persönlichkeitsanteil heranzukommen, fragen wir präzisierend nach: Und wie leicht fällt es dir selbst, unkontrolliert und unbeherrscht zu sein? Allgemein formuliert:

- Wie leicht fällt es dir selbst, das Verhalten x an den Tag zu legen?

Bereits jetzt scheint auf, was Angelika selbst mehr leben könnte. Sie erkennt, dass der Perfektionismus, mit dem sie alles im Griff haben – beherrschen, kontrollieren – will, ihre Kreativität beschneidet. Sie schränkt sich durch übermäßige Zurückhaltung und Beherrschung ein. Angelika möchte nun herausfinden, mit welchem Ausmaß an Unkontrolliertheit und Unbeherrschtheit sie sich selbst besser gerecht würde. Allgemein formuliert:

- Wie müsste ich das Verhalten x selbst leben, um mir gerecht zu werden?

Wenn es Angelika gelingt, ihre Antwort in die Tat umzusetzen, dann ist die Wiederbelebung eigenen Potenzials – die Zurücknahme ihrer Projektion – geglückt.

Um das Phänomen der Projektion anders darzustellen, zitiere ich eine Passage aus meinem Buch ›Ganz und Anders‹:*

> Selten sehen wir die Welt und die anderen so, wie sie sind. Denn jede Wahrnehmung muss sich erst einmal durch unser Erfahrungsbündel, unser Meinungsgehege und unser Gefühlsraster pressen. Bei diesem horrenden Pressvorgang ist es dann nicht verwunderlich, dass unsere »Wahrnehmungen« letztlich mehr vorverständnisbedingte Deutungen als reale Abbildung von Wirklichkeit enthalten. … Wenn wir bei diesen »Wahrnehmungen« überdies in gefühlsmäßige Aufwallung geraten, dann ist absolut klar, … dass wir projizieren anstatt, was heilsam wäre, zu integrieren.
>
> Wir projizieren immer da, wo wir unsere Lebendigkeit abklemmen, wo wir uns nicht voll leben. Und die Projektion können wir durch das emotionale Einsteigen entlarven. Die zentrale Integrationsaufforderung ist simpel: Nimm deine Projektionen zurück, indem du selbst lebst, was dich aufregt. Konkret gibt es folgende Spielarten:
>
> 1. Ich würde gerne selber tun, was mich beim anderen, bei der Welt emotional aufbringt. Und zwar
>   **entweder:** in der gleichen Form
>   **oder:** in einer subtileren, sozialeren, gesünderen, normaleren Form.
>   Wenn zum Beispiel jemand mit seinen Fähigkeiten prahlt, dann könnte das bedeuten, dass ich
>   **entweder:** genauso prahlen möchte
>   **oder:** meine Fähigkeiten überhaupt einbringen möchte.
> 2. Ich tue und kann bereits, was mich am anderen nervt oder gefühlsmäßig in Aufwallung bringt, aber ich nehme es nicht wahr, weil ich es mir zugleich verbiete und in mir ablehne.

---

* Ute Lauterbach, ›Ganz und Anders‹, Lüchow-Verlag, Freiburg 1996, S. 132

Die heilsame Formel psycho-energetischer Integration lautet: Je mehr ich mir erlaube, je mehr ich mich lebe, das heißt von Projektionen ablasse, umso realer wird meine Wahrnehmung, umso besser … kann ich mich auf andere beziehen und sie real sehen, und umso mehr kann ich mich selbst annehmen und lieben.

Hilde regt sich maßlos auf über Manfreds Unpünktlichkeit. Die Aufregung weist auf ihre Projektion hin. Wollte sie die Projektion zurücknehmen, ihrerseits leben, was sie an Manfred stört, müsste sie selbst unpünktlich werden. Das geht ihr wahrlich gegen den Strich. Die Analyse macht jedoch offenkundig, wie sehr sie sich geißelt mit einem Pünktlichkeitswahn, der jedes lockere Zeitmanagement zerstört. Genau hier ist Handlungsbedarf: Durch einen entspannteren Umgang mit Zeit gelingt es Hilde, sich emotional nicht mehr aufzureiben und ihre Projektion zurückzunehmen.

Bei den noch indirekteren LiebesErklärungen geht es darum zu kapieren, inwiefern *alles*, was mich am anderen nervt, aufregt, stört, ärgert, ein dringender Appell ist, mich um mich selbst zu kümmern. So gelange ich vom Seelenverschleiß im Revier des anderen zur Liebeszuwendung an mich selbst. Der Appell emotionaler Aufwallungen lautet:

- Richte den Blick auf dich selbst!
- Höre sofort auf zu hoffen, andere könnten sich ändern!
- Steig aus allen Erziehungs- und Darlegungsbemühungen aus!
- Gib ehrliches Feedback in klaren, direkten Worten! Dazu eignet sich die Ich-Botschaft, die nicht manipuliert und ohne verstrickte Emotionalität ist.
- Verweile bei deiner Reaktion und deiner Befindlichkeit!
- Finde heraus, auf welche vor dir selbst verborgenen Aspekte deiner Seele dich deine emotionalen Aufwallungen hinweisen!
- Überlege, in welcher Form du selbst umsetzen könntest, was dich an anderen stört!

▸ Steige um vom Verabscheuungsstress zur Selbstbefreiung! Nicht anderen den Krieg, sondern sich die Liebe erklären!

Es gilt die einfache Formel:

▸ Je besser das Verhältnis zu mir selbst, desto leichter, freier, authentischer ist mein Verhältnis zu anderen.

Betrachten wir das Traumpaar Daniel und Daniela. Daniel ist Erfinder. Seine größte – wenn auch noch unbekannte – Erfindung sind Autos, die als Kraftstoff nur Wasser benötigen. Daniela ist passionierte Umweltschützerin und ersehnt nichts so sehr wie den Weltfrieden. Kein Wunder, dass sie von Daniel begeistert ist! Seine Genialität ist wegbereitend für ihr Herzensanliegen. Deshalb erfüllt es sie, ihren Erfinder-Schatz zu unterstützen. Für Daniel ist eine leichte Besessenheit typisch: Er wirft sich voller Engagement in seine Projekte, powert sich aus und vergisst mitunter zu essen. Die Fürsorglichkeit seiner Geliebten weiß er dankbar zu schätzen. Auf den ersten Blick ein sehr kompatibles Paar. Doch ach! Daniel ist alltagsuntauglich und entspricht nicht Danielas Wunsch nach mehr Zweisamkeit. Es entsteht bei beiden ein Konflikt: Daniela will Daniel so, wie er ist – nämlich als eigensinnigen und genialen Erfinder –, und gleichzeitig als gemütlichen Freizeitpartner. Daniel will Daniela unter allen Umständen glücklich machen, kann aber die beiden Pole Freizeitpartner einerseits und Erfinder andererseits nur leben, wenn er genug Zeit ganz für sich allein hat. Im Alleinsein tankt er nämlich doppelt auf, zum einen für seine Projekte, zum anderen für seine Beziehung.

Am Tag der Zuspitzung sagt Daniela arglos: »Wenn du nicht so viel arbeiten würdest, hättest du mehr Zeit für uns.« Mit diesen Worten trifft sie seine wundeste Stelle. Als Kind hatte er nämlich kaum zweckfreie Zeit für sich. Deshalb versteht er Daniela so, als hätte jede seiner freien Minuten an sie zu gehen. Wie als Kind glaubt er, Wünsche und Bedürfnisse anderer unbedingt erfüllen zu müssen. Diese alte Pistole spürt er wieder auf seiner Brust, gepaart mit der Angst, Danielas Gunst und Liebe zu verlieren, wenn er ihren Wünschen nicht entspricht. In seiner inneren Not reagiert er ungeschickt: »Immer willst du was von mir, entweder Unterhaltung oder den Weltfrieden! Bist du nicht in der Lage, Zufriedenheit aus dir selbst zu schöpfen?« Fatalerweise trifft Daniel mit seinen Worten auch ihre wundeste Stelle. Daniela hatte als Kind keine gleichaltrigen Gefährten, weshalb sie sich in die Spiele der Größeren einbeziehen ließ und wenig Eigendrehung entwickelte.

Wir durchschauen, was hier abläuft. An unseren wunden Punkten sind wir nicht krisenfest und daher wiederholungsanfällig. Das hat den Vorteil, dadurch klar zu sehen, welcher Altmist der Erledigung bedarf. Daniels Schuldgefühle und seine Angst vor Liebesverlust beweisen, dass er im Wiederholungsterror rotiert. Er muss lernen, sich selbstverständlich die Zeit zu nehmen, die er braucht, um im Lot und in der Kraft für seine Erfindungen und seine Beziehung zu sein. Es ist sein gutes Recht, Herr seiner Zeit zu sein. Das kommt ihm und letztlich seinem Umfeld zugute.

Daniela muss lernen, allein schöne Dinge zu unternehmen, ohne zu befürchten, auf der Strecke zu bleiben und wie in der Kindheit außen vor zu sein, wenn sie nicht bei den anderen mitspielt. Es ist ihr gutes Recht, ihre eigenen Spiele zu spielen. Damit macht sie nicht nur sich selbst zufriedener, sondern letztlich auch ihr soziales Umfeld.

Das Beispiel von Daniel und Daniela zeigt, wie das Topf-Deckel-Prinzip funktioniert und inwiefern der richtige Partner immer der falsche ist. Richtig ist er, weil wir mit ihm lernen können, Ganztopf zu werden. Mit ihm können wir in der Kindheit verstoßene Fähigkeiten neu aufleben lassen. Falsch ist er, weil die Topf-Deckel-Ergänzung keine wirkliche Erfüllung bringt.

Ihr Doppelganztopffest feiern die beiden, als Daniela im vollen Bewusstsein des Dazugehörens eigene Interessen verfolgt und Daniel sich Auszeiten des Alleinseins gestattet ohne die Angst, nicht mehr liebenswert zu sein.

Die Zurücknahme von Projektionen ist ein Meilenstein in der Selbstbefreiung. Ist wirklich alles reine Projektion, was wir an anderen und der Welt verabscheuen? Sitzen wir wirklich zu hundert Prozent in einer seelischen Heimkinoshow? Sehen und interpretieren wir das Leben ausschließlich durch die rosarote oder anthrazitfarbene Brille? Gibt es so etwas wie reale, objektive Wahrnehmung nur, wenn wir in gänzlichem Gleichmut zur Kenntnis nehmen, was geschieht? Projizieren wir nur dann nicht, wenn uns etwas informiert, aber keine Affekte in uns auslöst?* Oder ist es möglich, trotz emotionaler Beteiligung eine relativ stimmige Wahrnehmung der Realität zu haben?

▶ Wenn durch eine Situation oder Person mehrere Menschen ähnlich irritiert werden, haben wir es ziemlich sicher nicht mit der Projektion von brachliegenden Persönlichkeitsanteilen oder weggedrückten Fähigkeiten zu tun.

Gudrun löst in ihrem Bekannten- und Kollegenkreis bei allen ein beinahe identisches Störgefühl aus. Das gelingt ihr durch eine kaum beweisbare, doch deutlich fühlbare Inkongruenz von äußerem Verhalten und innerer Haltung. Im Klartext: Ihr Verhalten ist durchdrungen von Zusatzbotschaften. So entstehen widersprüchliche Signale, wenn ihr Lächeln nicht Fröhlichkeit, sondern Hilfsbedürftigkeit und Schwermut ausstrahlt. Ihre Tränen sind nicht echte Trauer, sondern eher das Überlaufen eines Jammerfasses, ihre Freundlichkeit will vereinnahmen, ihre Hilfsbereitschaft sucht Hilfe, ihre Zugewandtheit meint nicht den anderen, sondern ist Flucht vor dem Alleinsein. Diese Inkongruenz bewirkt Störgefühle, weil Gudruns Gegenüber beides

---

* Vgl. Zitat Ken Wilber auf Seite 50

wahrnehmen: zum einen das offensichtliche Verhalten, zum anderen die unterschwellige Zusatzbotschaft. Wenn es allen Menschen mit Gudrun ähnlich ergeht, liegt offenbar keine individuelle Projektion vor. Gudruns Art löst diese Irritation einfach aus. Selbst Schicksal, das mehrere Menschen trifft, bleibt individuell. Jeder Einzelne ist Gudruns Opfer, beziehungsweise Opfer seines Störgefühls. Im Interesse gelingender Beziehungen und unseres Seelenfriedens sind wir auch im Falle der Nicht-Projektion aufgerufen, uns selbst die Liebe zu erklären, uns um uns zu kümmern. Das ist auch für Gudrun günstig, sonst liefe sie ins Messer der von ihr ausgelösten Reaktionen.

- Jede *unfreiwillige, emotionale Investition* ist ein Appell an uns, Projektionen zurückzunehmen oder uns abzugrenzen.

Es macht keinen Sinn, Glückskillern und Lebensflussverstopfern die Möglichkeit zu bieten, als Elefanten im guten Porzellan der eigenen Seele herumzutrampeln. Wir sind für unser Seelenporzellan verantwortlich. Deshalb keine Hasserklärung an die Energiesauger oder Frohsinnstöter, sondern einfach nur Liebeserklärungen und -dienste an uns selbst!

Die Abgrenzung gelingt auf zwei Arten: klare Worte sprechen und/oder aus dem Feld gehen. Mit diesem durch Abgrenzung erwirkten Schutzraum erweisen wir uns die Liebe. Unsere Aufgabe ist es, grundsätzlich herauszufinden, ob eine Projektion vorliegt – das ist in neunzig Prozent allen emotionalen Aufbegehrens der Fall – oder ob eine reale Ungerechtigkeit, Verletzung, Störung unsere Seele angreift.

Die folgende Übersicht fasst zusammen:

Emotionale Aufwallungen und Verletzungen können entweder auf nicht gelebtes Eigenes verweisen, wobei ich zwei grundverschiedene Reaktionsmöglichkeiten habe:

1. Ich erkläre mir die Liebe, indem ich mich meiner Verletztheit stelle, um das nicht Gelebte durch die Zurücknahme der Projektion zu integrieren.
2. Ich erkläre mein Gegenüber zum Sündenbock, indem ich den Eigenanteil in meiner Verletztheit überspringe. So vertue ich die Chance zur Selbstbefreiung und treibe durch die sündenbockpflegerische Schuldzuweisung den Verletzungskeil immer tiefer in die Beziehung.

Oder die emotionale Aufwallung weist auf eine ganz reale Ungerechtigkeit und Verletzung. Hier habe ich wieder zwei grundverschiedene Reaktionsmöglichkeiten:

1. Ich erkläre mir die Liebe, indem ich mich wehre, das heißt in einer Ich-Botschaft ganz klar sage, wie das jeweilige Verhalten auf mich wirkt, oder
2. ich mache mir das Leben und den Kontakt schwerer, indem ich aushalte oder zurückschlage und mich der Verletzung nicht konstruktiv stelle.

Beispiele: Werner bittet Helga, etwas zu beantworten, und will dann ihre Antwort gar nicht hören. Helmut will keinen Nachtisch mehr und hat das klar geäußert, Sandra drängt ihm trotzdem noch welchen auf. Die heiße Frage ist: Wer spinnt von beiden Partnern? Lebt Helmut Eigenes nicht und lockt bei Sandra unterschwellig eine Nachtischaufdrängverhaltensweise hervor oder missachtet Sandra seinen Wunsch, weil sie glaubt: Wer mästet, liebt? Zugespitzt: Projektion oder Nicht-Projektion? Wenn sich alle Welt durch Sandras Fütterungstrieb irritiert fühlt, dann projiziert Helmut nicht. Dennoch bleibt er herausgefordert, sich der ungemütlichen Fütterungsaufdringlichkeit nicht auszuliefern. Angenommen, Helmut hätte eindeutig begriffen, dass keine Projektion vorliegt, und erklärte sich mit deutlichen Worten. Das bedeutet kein Nachtragen, kein Groll, keine Abwehr, kein Nachspiel, sondern die Chance auf einen ehrlicheren und engeren Kontakt. Dadurch beugen wir der Gefahr vor, Stimmungskillerpunkte auf unser Seelenkonto zu buchen. Wir machen uns selbst eine Liebeserklärung, indem wir nur Schuhe anziehen, die uns gehören. Wenn wir im Fall der ungerechten Verletzung konstruktiv handeln,

- stärken wir unsere Selbstbehauptung,
- nehmen uns ernst,
- zeigen uns.

Auf diese Weise wissen Partner oder Partnerin klar, woran sie sind, und bekommen keine Verstrickungssteigbügel hingehalten. Also keine Eskalationen in gegenseitiger Dreckbewerfung, sondern Selbstbefreiung durch Klarheit! So erklären wir nicht nur uns selbst die Liebe, sondern auch unserem Schätzchen, indem wir uns nicht mit ihm im Verstrickungsmorast suhlen. Wenn wir unsicher sind: Wie klären wir, ob eine Verletzung real oder eingebildet ist, ob es sich um einen internen Film handelt oder vielleicht sogar den bösen Elefanten, der durch unser gutes Porzellan läuft? Wir beseitigen diese Unsicherheit spielend, indem wir nachfragen, wie ein Verhalten gemeint war. So Helga: »Wie muss ich verstehen, dass du mich um eine Antwort bittest und sie dann gar nicht hören willst?« Durch das direkte Ansprechen ist das Thema entschärft und zeitigt die genannten positiven Folgen.

Es gilt: Beim Abwehren habe ich einen Verlust an Energie und Lebensfreude und verbaue mir Entwicklungschancen. Beim Zurücknehmen einer Projektion und bei konstruktiver Wahrhaftigkeit beuge ich Schlimmerem vor.

Um Unmutserklärungen in Liebeserklärungen an uns selbst wandeln zu können, schreiben wir als Erstes auf, was uns an einer Person oder Sache stört, nervt, aufregt, wütend macht, irritiert.

Mich stört an ____________________ (Name) ________________

____

____

____

____

____

Als Zweites überlegen wir, welche Empfehlung, welchen Tipp wir für diese Person oder Situation hätten. Es geht um einen Tipp, der das unerwünschte Verhalten beenden würde.

________________ (Name) sollte ________________

____

____

____

__________________________ damit es mir besser geht.

Im dritten Schritt schicken wir die Empfehlung zurück an den Absender. So wird aus der Projektion eine Integration. Jedes Aufbegehren im »Ich verabscheue dich« nutze ich zur Selbstbefreiung. Konkret überlegen wir, wie eine angemessene Umkehrung der Projektionsrichtung aussieht. Auf das Pünktlichkeitsbeispiel bezogen wird:

»Du, Manfred, solltest pünktlicher sein.«

zu:

»Ich, Hilde, sollte entspannter mit Zeit umgehen.«

Aus der Hasserklärung oder Abwehr Manfred gegenüber wird eine Gelegenheit, sich selbst mehr zu lieben, denn Hilde tut sich wahrlich einen Liebesdienst, wenn sie sich nicht mehr zur Sklavin ihres strammen Zeitkorsetts macht.

Formulieren Sie flott, in welcher Form Sie das vom anderen erwünschte Verhalten selbst umsetzen könnten.

Ich sollte ______________________________

____

____

____

____

Im vierten Schritt sichten wir, welchen Gewinn uns die Zurücknahme der Projektion bringt. Hilde schreibt: »Ich liebe mich, wenn ich dafür sorge, keine Zeitversklavung und keinen Druck mehr zu haben. Dadurch liebe ich indirekt auch dich, Manfred, weil ich dich wegen deines miesen Zeitmanagements nicht mehr fertig machen muss.«

Ich liebe mich ______________________________

____

____

____

____

Und dadurch liebe ich indirekt auch ______________________________

(Name), weil ______________________________

____

____

____

Im fünften Schritt geht es »nur noch« um die konkrete Integration bisher nicht gelebter Verhaltensweisen, Fähigkeiten oder Wünsche.

Meine konkreten Schritte zur Belebung unterdrückten Potenzials:

1. Schritt:____

____

2. Schritt:____

____

3. Schritt:____

____

Mit dieser Strategie beantworten und befrieden wir ca. neunzig Prozent unserer unfreiwilligen Emotionen. Eine klare und selbstverantwortliche Abgrenzung steht uns für die restlichen zehn Prozent offen. So genutzt sind *alle* Widrigkeiten Entwicklungschancen.

Knut und Natascha lieben einander, haben ähnliche Neigungen bezüglich ihrer Freizeitgestaltung und sind beide berufstätig. Seit drei Wochen leben sie in einer gemeinsamen Wohnung, und ein vorher kaum wahrgenommenes Problem zeigt sich am Wochenende: Knut ist Frühaufsteher und Natascha Langschläferin. Folgendes spielt sich ab: Um 6.30 Uhr sitzt Knut hellwach und kerzengerade im Bett und kann's nicht fassen, dass Natascha noch pennt. Draußen scheint die Sonne! Man könnte so viele schöne Sachen machen – aber doch nicht das herrliche Wochenende verschlafen! Knut fühlt sich von der pennenden Lebensverneinerin regelrecht im Stich gelassen. Er zweifelt sogar ein wenig an ihrer Liebe, denn, so denkt er, wenn sie ihn wirklich liebte, müsste sie doch versessen darauf sein, mit ihm die Freizeit zu verbringen, anstatt zu schlafen! Außerdem ist ihm langweilig. Wozu ist er mit Natascha zusammengezogen? Nicht, um ihren Schlaf zu bewachen! Er ist irgendwie wütend und sauer – ein klarer Fall von emotionaler Aufwallung. Ehrlich sich selbst gegenüber, gesteht sich Knut ein, dass er alte Enttäuschungen auf Natascha projiziert: Als Kind musste er allzu oft seine Vorlieben aufschieben. Früher galt: erst die Schulaufgaben, dann spielen, sonntags nicht vor zehn Uhr zum Freund gehen, den Vater unter der Woche erst abends nach 19.00 Uhr ansprechen. Der alte Frust des Vertagens von Bedürfnissen wird durch Nataschas Langschläferei wieder belebt. Knut legt die oben dargelegten fünf Schritte schriftlich nieder.

1. *Mich stört an* Natascha (*Name*), dass sie so lange schläft und dadurch ein aktiv und initiativ gestaltetes Leben verpasst.
2. Natascha (*Name) sollte* morgens direkt initiativ in den Tag einsteigen. Sie sollte mich nicht links liegen lassen, *damit es mir besser geht.*
3. *Ich sollte* morgens direkt initiativ in den Tag einsteigen, anstatt passiv und frustriert darauf zu warten, dass Natascha in die Gänge kommt. Ich sollte mich nicht links liegen lassen.
4. *Ich liebe mich*, wenn ich mich für die Erfüllung meiner Wünsche einsetze, anstatt meine Bedürfnisbefriedigung an Natascha zu delegieren und mich in der Warteschleife zu quälen. *Und dadurch liebe ich indirekt auch* Natascha (*Name*), *weil* ich ihr nicht mehr vorwerfe, das Leben zu verschlafen, weil ich ihr keinen Druck mehr mache, weil ich sie so lasse und liebe, wie sie ist.
5. *Meine konkreten Schritte zur Belebung unterdrückten Potenzials*:
   1. Schritt: Ich stehe am Wochenende sofort auf und überlege, was ich – auch ohne Natascha – Schönes machen könnte.
   2. Schritt: Ich finde heraus, welche Bedürfnisbefriedigungen ich an Natascha delegiert habe; zum Beispiel das Schaumomelette am Sonntagmorgen. Ich bereite es mir selbst zu oder gehe zum Frühstück ins Bistro.

3. *Schritt*: Ich achte auf meine Aufschiebetendenzen und kultiviere eine zügige Wunscherfüllung. Deshalb kaufe ich mir noch in dieser Woche einen neuen Tennisschläger.

Da Knut die Umsetzung seiner Schritte gut gelingt, ist er viel zufriedener mit sich und hängt Natascha nicht mehr die Verantwortung für seine Zufriedenheit ans Bein. Er nimmt sich ernst und liebt sich, wodurch sich seine Seele weitet. So gelingt es ihm leichter, Natascha bedingungslos zu lieben.

Betrachten wir dieselbe Situation aus Nataschas Sicht. Sie schläft, wie es von Jugend an ihre Art ist, am Wochenende gerne aus. Das ist ihr ganz spezieller Lebensgenuss. Einmal in der Woche nicht durchgetaktet sein, sich einfach treiben lassen! Wie wunderbar! Dass Knut schon vor ihr wach ist, stört sie nicht. Sie baut seine Rödelgeräusche selig in ihr Schlaferleben ein und traumdenkt wie von fern, wie schön es ist, mit ihm zu leben. Als Knut ihr Vorwürfe macht, ist sie ganz überrascht. Kurz erwägt sie, ob sie sich ihm zuliebe künstlich wachquälen und in ein grässliches, alltagsartiges Wochenendprogramm mit ihm einsteigen sollte. Schnell wird ihr klar, dass ihr eine solche Selbstvergewaltigung die Laune für den restlichen Tag verderben würde. Da sich überdies ihre bisherigen Partner nie an ihren Schlafgewohnheiten gestört haben, nimmt sie von diesem Opfer für Knut bereits vor dem ersten Versuch Abstand. In unverstrickter Klarheit sagt sie ihm mit einem Augenzwinkern: »Ich liebe dich – selbst wenn ich lange schlafe; so verlängere ich am Morgen meine Vorfreude auf dich.« Natascha grenzt sich damit erfolgreich ab, Knut weiß, woran er ist, und fühlt sich – auch dank seiner Strategien zur Zurücknahme der Projektionen – frei und unverstrickt.

Die Liebe ist nicht blind, sondern sehender als alles Sehen.

Meine Liebe erkläre ich dir, wenn …

If thou must love me, let it be for naught
Except for love's sake only.
Robert Browning

- Marlies verliebt sich in Paul, … der leider ein fanatischer Fußballfreak ist.
- Egbert liebt Susanne über alle Maßen, … aber hasst ihre Katzenbesessenheit.
- Max kann vor lauter Verliebtheit nur noch an seine Flamme Kathrin denken, … die aber leider mehr Sinn für ihren Beruf als für ihn hat.
- Udo ist total verknallt in Heike, … wenn sie nur nicht ständig die blöden Tarotkarten zückte.
- Vera liebt Hans-Peter heiß und innig, … aber der Kerl säuft.
- Simone liebte Hartmann noch viel mehr, … wenn er nicht so geizig wäre.
- Walter ist grenzenlos entflammt für Gerda, … doch ach – sie liebt Heinz.
- Martha liebte Willi ganz uneingeschränkt, … wenn er nur halb so viel redete.
- Michael ist in Sabine verliebt, die er sich jedoch fünfzehn Jahre jünger wünscht.

„Ich liebe dich, weil ich dich liebe", so begründet die Liebe.

Ja, wenn, wenn, wenn … alle Bedingungen erfüllt wären, könnten wir doch glatt bedingungslos lieben. Wir greifen die Spur des letzten Kapitels aus einem anderen Blickwinkel auf: Wir stoßen uns an dem, was uns nicht passt. Hier ist das Einfallstor für emotionale Aufwallungen, für Streit und Unzufriedenheit. In der Regel sind unsere Partner und Partnerinnen viel zu blöd, verstockt und festgefahren, als dass sie geschmeidig unseren jeweiligen

Bedingungskatalog erfüllten. Was tun? Was sich verlässlich *nicht* bewährt, ist Folgendes:

- *augenblicklicher Partnerwechsel*
  - denn der oder die Nächste ist meist die Traufe des vorherigen Regens;
- *beharrliche Partnererziehung*
  - denn die meisten Partner sind erziehungsresistent oder der Erziehungseinsatz steht in erbärmlichem Verhältnis zum Ergebnis;
- *die eigene Toleranz ins unmenschliche Überdrübermaß zu schrauben, um alles lächelnd auszuhalten*
  - denn jede Selbstvergewaltigung rächt sich eher früher als später am anderen und an sich selbst;
- *endlose Sticheleien und andere Verletzungen auszuteilen*
  - denn kämpferisches Verhalten erhöht stets den Widerstand.

Und nun? Einfach im Beziehungsdickicht einen Weg schlagen, der zu uns selbst führt. Das anödende Verhalten des anderen wird zum Leitstern für die eigene Entwicklung.

Die an die Liebsten gestellten Bedingungen decken unsere Schwachstellen (= ungelebte Starkstellen) auf. Nehmen wir Marlies und Paul: Er ist fanatischer Fußballer, spielt selbst, hängt begeistert vor der Glotze und fährt als Zuschauer zu wichtigen Spielen. Marlies findet Paul zwar toll, aber Fußball echt öde. Wie so ein Quatsch für sie zum Leitstern werden sollte, vermag sie nicht zu sehen. Augenöffnend ist die Frage:

- Was ist es *ganz genau*, was dich am anderen stört, nervt, aufbringt?

Marlies antwortet: »Es ist die Besessenheit, die Art, wie sich Paul in das Thema reinknallt – dann bleibt kein Platz mehr für mich.« Ihre Antwort bildet die Grundlage für ihre Selbstentdeckung und -entfaltung. Was sie an Paul stört, was sie sich anders wünscht, ist der Punkt, an dem sie ihre Bedingungen stellt. Im nächsten Schritt bezieht sie ihre Antwort auf sich selbst. Sie macht das anhand der Frage:

- Inwiefern offenbaren die Bedingungen, die ich dir stelle, meine eigenen Defizite?

Marlies merkt, dass sie sich für nichts wirklich begeistern kann, ihr ist alles ziemlich gleichgültig. Sie stellt fest, wie wenig Platz sie sich im Leben einräumt. Ihre Selbstentfaltung erblüht, als sie etwas findet, wofür sie sich restlos begeistern kann. Auf diese Weise schafft sie sich mehr Raum. Sie beantwortet die Frage:

- Was kann ich konkret tun, um die aufgespürten Defizite zu beheben?

Marlies hat ihre Begeisterung für das Portraitzeichnen entdeckt und ist inzwischen froh, dass Pauls Fußballleidenschaft gleich viel Zeit in Anspruch nimmt wie ihr künstlerischer Weg.

So verweisen die gestellten Bedingungen auf eine Fundgrube persönlicher Schätze. Wer in diese Fundgrube greift, birgt die Schätze, erklärt sich selbst die Liebe und somit auch dem Partner oder der Partnerin. Der Signalcharakter der Bedingungen war nicht umsonst. Die Formel lautet:

- Die dir gestellten Bedingungen werden überflüssig, sowie ich sie zu meiner eigenen Angelegenheit mache und so als Steigbügel zur Selbstentfaltung nutze.

Wie fröhlich der Befreiungsgewinn auch sein mag, es bedeutet *nicht,* für unsere Beziehungen die Menschen auszuwählen, die überhaupt nicht in Frage kommen – bloß damit mehr Trainingsterror walten kann … Partnerschaften dürfen auch einfach nur schön, leicht und labend sein.

Liebe – auch als Fest des Körpers

Die Kirche sagt: Der Körper ist sündig.
Die Wissenschaft sagt: Der Körper ist eine Maschine.
Die Werbung sagt: Der Körper ist ein Geschäft.
Der Körper sagt: Ich bin ein Fest.
Eduardo Galeano

Eine große Liebe ist ein Freudenjubel für die Seele – wunderbar wäre, um es paradox zu formulieren, wenn uns eine solche Liebe als »immer währender Ausnahmezustand« beglückte. Bereits bevor wir mit jemand die äußerste Intimität teilen, beeinflusst das Liebesglück unseren Körper günstig: Überflüssige Pfunde schmelzen leicht(er) dahin, der Stoffwechsel verbessert sich, Wehwehchen, sogar Krankheiten lassen nach … wie schön! Und wenn die beiden vom Sehnsuchtssog gezogen erstmals zueinander streben – wortlos, versteht sich, weil es ihnen den Atem verschlägt –, dann kommt die Stunde der Erfüllung oder des bitteren Erwachens: Heidrun hat Mundgeruch! Holgers Füße stinken! Obendrein ist er unbeholfen, im Leistungsdruck und ausnahmsweise impotent. Sie fühlt sich schuldig und hässlich.

Es mag befremdlich scheinen, diese natürlichste aller Begegnungen im Vorfeld zu besprechen, zu planen und einem engmaschigen Bedingungsnetz zu unterwerfen. Doch wie hoch wir Instinkt, Gespür, Intuition und Spontaneität schätzen mögen, der Austausch hilft, das Glück eines erfüllenden, intimen Miteinanders zu steigern. Erst recht im unerquicklichen Fall einer komplizierten, ungeschmeidigen Erotik gilt es, folgende Fragen zu beantworten.

Gebrauchsanweisung

Eine gute Selbstkenntnis ist Voraussetzung dafür, dass wir unseren Partnern und Partnerinnen Einblick in unsere Wünsche, Eigenheiten, Vorlieben, Bedürfnisse, Grenzen und Experimentierbereitschaft ermöglichen können. Deshalb richten sich die Fragen zunächst an uns selbst. Die Antworten dienen als Grundlage für das weiterführende Gespräch.

Fragen zum eigenen Körper und zur Sexualität

- Welche Einstellung habe ich zu meinem Körper?

- Gefällt er mir?

- Kümmere ich mich um ihn? (Sport, Ernährung, Pflege, Schlaf, andere Bedürfnisse)

- Was halte ich grundsätzlich von der Sexualität? Das Spektrum der Antworten reicht von: »notwendiges Übel« bis hin zu »Inbegriff der Lebensfreude«.

- Welchen Stellenwert hat Sexualität in meinem persönlichen Leben?

- Wie fühlt sich erotische Spannung/Anziehung ganz konkret für mich an?

- Wodurch wird sie in erster Linie ausgelöst?

- Wodurch erlischt sie?

- Wo ist für mich der Übergang, die Schwelle von der Erotik zur Sexualität? Mache ich die Unterscheidung?

Fragen zu den persönlichen Vorlieben

- Was sind in Erotik und Sexualität meine ganz speziellen Wünsche, Highlights, Bedürfnisse?

Impulsworte:
- Atmosphäre
- Zeitfaktor
- Liebesgeflüster oder Schweigen
- allein, zu zweit, mehrere
- hetero- oder homosexuelle Begegnung
- hygienische Voraussetzungen
- Alter, Hautfarbe
- Art der Berührung
- emotionale Einbettung
- Vorstellungen im Kopf
- andere Reize

Fragen zum Orgasmus

- Kann ich detailliert beschreiben, wie sich die sexuelle Erregungslinie bis zum Orgasmus für mich anfühlt?

____

____

____

____

- Wie genau erlebe ich den oder die Höhepunkt(e)?

____

____

____

- Welche Bedeutung hat dieses Phänomen für mich?

____

____

____

- Will ich lieber schnell, langsam oder gar nicht auf diese Erfahrung zusteuern?

___

___

- Ist der Weg mein Ziel oder doch nur das Ziel oder beides?

___

___

- Wie fühle ich mich danach?

___

___

- Gibt es Voraussetzungen, die erfüllt sein müssen, damit diese äußerste Erfahrung für mich möglich ist?

___

___

Fragen zu Störenfrieden und Grenzen

- Was verleidet mir Freude, Lust und Bereitschaft am intimen Austausch?

___

___

___

- Kann ich derartige Lustkiller leicht und selbstverständlich ansprechen?

___

___

___

- Was ist mir peinlich? Was schambesetzt? Will ich meine Schamgrenzen sprengen oder beibehalten? Habe ich überhaupt Peinlichkeitsbereiche?

____

____

____

____

- Wie erlebe ich es, wenn mein Gegenüber andere Wünsche und Vorlieben hat als ich? Häufigkeit, Erwartungen, Druck, Leistungsnöte … Wie gehe ich damit um?

____

____

____

____

____

- Bin ich bereit, mich wider eigene Neigungen auf Wünsche meiner Mitspielerin einzulassen?
  - Wenn ja,
    wie fühlt sich das für mich an?

____

____

____

  - Wenn nein,
    bin ich dann bereit, anderen die von mir versagte Wunscherfüllung zu überlassen?

____

____

____

- Inwiefern verändert meine Menstruation oder die der Partnerin mein Empfinden?

____

____

____

- Lenken mich unerwünschte Gedanken vom Erleben ab?

____

____

____

- Hatte ich unangenehme Erfahrungen, die sich heute noch in meiner Sexualität negativ auswirken?
  - Wenn ja,
    wie gehe ich damit um?

____

____

____

  - Inwiefern muss mein gegenwärtiger Partner meine Altlasten mittragen?

____

____

____

  - Was erhöht mein Vertrauen und meine Entspanntheit?

____

____

____

Fragen zur privatesten »Geheim-Sexualität«

- Habe ich ganz private, kaum mitgeteilte, nur für mich existierende Wünsche, Träume, Fantasien und Verhaltensweisen in der Sexualität?
  - Wenn ja,
    was sind meine Gründe für diese Privatheit?

    ___

    ___

    ___

  - Befürchte ich unerwünschte Reaktionen im Fall des offenen Mitteilens? Welche?

    ___

    ___

    ___

  - Würde ich darüber sprechen, wenn ich sicher sein könnte, verstanden zu werden?

    ___

    ___

  - Genieße ich mein sexuelles Geheimleben ohne Schuldgefühle?

    ___

    ___

  - Wie unbefangen kann ich mir selbst gegenüber zu meinen erotischen und sexuellen Eigenheiten stehen?

    ___

    ___

    ___

Fragen zur sexuellen »Normalität« und Identität

- Unterscheide ich zwischen normal und nicht normal in Bezug auf erotische, sexuelle Neigungen?

  Das Unverständliche versteht nur die Liebe.

  - Wenn ja,
    was ist für mich normal, was nicht?

- Wie ist meine Haltung gegenüber sexuellen Neigungen wie Masochismus, Sadismus, Transvestitismus, Exhibitionismus, Hypersexualität, Narzissmus, Fetischismus …

- Wie stehe ich zur Fremd- und Gleichgeschlechtlichkeit?

- Was ist für mich natürlicher: die Heterosexualität, weil sie die Menschheit vor dem Aussterben bewahrt, oder die Homosexualität, weil sie als natürlichste Geburtenkontrolle einer katastrophalen Überbevölkerung vorbeugt? Oder eine Mischform, die beiden Aspekten gerecht wird?

- Stelle ich die Frage nach meiner sexuellen Identität überhaupt?

___

___

- Wie stehe ich zu Alters-, Nationalitäts- und Konfessionsunterschieden in einer Beziehung?

___

___

- Wird mein erotischer und sexueller Vollzug durch irgendwelche Normen im Kopf beeinflusst?
  - Wenn ja,
    durch welche?

___

___

  - Verbiege ich mich für sie? Habe ich jemals ein Gefühl, ein Erleben vorgetäuscht, das ich in Wirklichkeit nicht hatte? Wenn ja, welchen Vorteil hatte ich dabei im Blick?

___

___

- Wie sicher kann ich sein, dass dieser Vorteil wirklich ein Vorteil ist?

___

___

- Wie viele Menschen gleichzeitig intim zu lieben ist für mich normal oder wünschenswert?

___

___

- Kann ich abweichende Vorlieben akzeptieren?

___

___

Fragen zur Selbstbefriedigung

- Was ist meine grundsätzliche Einstellung zur Selbstbefriedigung?

- Wie ist meine persönliche, auf mich bezogene Einstellung und Verhaltensweise?

- Wie genau masturbiere ich?

- Sehe ich in der Selbstbefriedigung Vorteile wie Nachteile? Welche?

- Habe ich Partnern bei der Selbstbefriedigung zugeschaut, ist mir zugeschaut worden?

    - Wenn nein,
      was löst diese Vorstellung in mir aus?

    - Wenn ja,
      wie habe ich es erlebt?

Fragen zur Sexualität der Eltern

- Was weiß ich über Erotik und Sexualität meiner Eltern?

- Wie ging meine Ursprungsfamilie mit diesem Thema um?

- Gab es Tabus und Wertvorstellungen? Welche?

- Inwiefern befinde ich mich innerhalb oder außerhalb der intimen Denk- und Handlungsgrenzen meiner Eltern?

- Will ich überhaupt mit meinen Eltern über Erotik und Sexualität sprechen? Warum ja? Warum nein?

- Was weiß ich über die Sexualität meiner Kinder?

Und über mich hinaus …

- Welche intimen Erfahrungen habe ich nicht gemacht?

___

___

___

- Was würde ich gerne erleben und ausprobieren?

___

___

___

Was Liebe auch noch ist … (Erklärungen 160–200)

Die Selbsthingabe ist die freieste Tat der Freiheit.
Edith Stein

Die bisherigen Definitionen von Liebe hatten alle eine persönliche Liebesausrichtung im Blick – sei es auf sich selbst, die andere oder den anderen hin. Es ging vorwiegend um ein Lieben, das sich als Streben versteht. Diese Haltung finden wir in Platons Philosophie und in der christlichen Tradition durch den Begriff »Eros« vertreten. Der Eros strebt nach Überschreitung eigener Grenzen; es ist ein Über-sich-hinaus-Wollen. Im misslingenden, schlimmsten Fall baut der Eros-Wunsch nach Ich-Erweiterung ein Podest, auf dem er die Geliebten erstrahlen lässt, um sie nach geraumer Weile als riesige Enttäuschung, als Krümel darunter wiederzufinden. Das ist die Eros-Sackgasse: Ich ziere den anderen mit Attributen, die meine eigenen Ziele repräsentieren, anstatt sie mir direkt selbst zu erarbeiten.

Die folgenden LiebesErklärungen haben keine persönliche, leidenschaftliche, romantische Liebesausrichtung im Blick. Sie bezeichnen eher ein Grundgefühl, das als ein Verströmen im Sich-Verbinden erlebt wird. Diese Liebe kommt dem Begriff der »Agape« nahe, für die ein liebendes Mitfühlen typisch ist. Es geht nicht um ein Streben, das gezielt dies oder das liebt, sondern um eine Art Grundverfasstheit des »In-der-Liebe-Seins«. Erlebbar als universales Liebesgefühl, das kein bestimmtes Objekt der Liebe nennen kann, spüren wir es in dem Wunsch, die ganze Welt umarmen zu wollen. Im misslingenden Fall erstickt der Agape-Wunsch nach Ich-Verströmung die Geliebten mit unerbetenen, überdimensionalen Zuwendungen. Die riesige Enttäuschung offenbart sich in der Zurückweisung dieser Zuwendungen, obwohl man es nur gut gemeint hat. Das ist die Agape-Sackgasse: Ich überschütte andere mit »Liebe«, um als liebenswert dazustehen, anstatt meinen Selbstwert direkt durch Zuwendungen an die eigene Adresse zu erhöhen.

Thema sind nun nicht die Fehlläufe von diesem Liebesgrundgefühl, sondern die erfüllenden Dimensionen eines offenen Herzens, das ein tiefes, allgemeines Verbundensein mit dem Leben meint.

		ja	nein	Rede-bedarf
160.	Lieben ist ein Seinszustand unabhängig von jedem äußeren Auslöser.	▢	▢	▢
161.	Liebe ist bedingungslose Akzeptanz allen Lebens, so, wie es ist.	▢	▢	▢
162.	Die Liebe verleiht uns ein emotionsloses Desinteresse an allen Egoanhaftungen.	▢	▢	▢
163.	Die Liebe schenkt Wahrnehmungsvertiefung.	▢	▢	▢
164.	Lieben heißt vertrauen.	▢	▢	▢
165.	Im Lieben ist die Seele frei.	▢	▢	▢
166.	Wer liebt, gibt mehr als sich selbst.	▢	▢	▢
167.	Wenn wir lieben, ahnen wir das Sein.	▢	▢	▢
168.	Eine tiefe Liebe öffnet das Herz für *alle* Menschen.	▢	▢	▢
169.	Liebe ist Freude.	▢	▢	▢
170.	Wer sein Bestes gibt, liebt. *»Der Verrat am Geist ist die Zerstörung der menschlichen Würde.«* Rüdiger Safranski	▢	▢	▢
171.	Tief lieben zu können ist ein Geschenk.	▢	▢	▢
172.	Wer in der Liebe ist, fürchtet sich nicht.	▢	▢	▢
173.	Weitergedacht: Wie wäre es, wenn wir liebten, was uns ängstigt?	▢	▢	▢

		ja	nein	Rede-bedarf
174.	Wer zu sein wagt, der er sein könnte, liebt.	▢	▢	▢
175.	Lieben setzt voraus, Liebens*wertes* erkannt zu haben und immer wieder neu zu erkennen.	▢	▢	▢
176.	Wer liebt, hält inne.	▢	▢	▢
177.	Einen Menschen zu lieben bedeutet, ihn als Ausnahmefall zu behandeln.	▢	▢	▢
178.	Im Zustand des Liebens ist uns das Leben nicht gleichgültig. *»Nicht der Hass ist das wahre Widerspiel der Liebe, sondern die verzweifelte Gleichgültigkeit, für die nichts von Belang ist.«* Josef Pieper	▢	▢	▢
179.	Mitfreude ist ein eindeutigeres Kennzeichen von Liebe als Mitleid.	▢	▢	▢
180.	Je weniger wir durch unsere seelischen Nöte behindert werden, umso mehr können wir lieben.	▢	▢	▢
181.	Wer in der Selbstverschenkung *wächst*, liebt.	▢	▢	▢
182.	Die Liebe ist ein Sieb, durch das alles hindurchfällt, was wir nicht wirklich sind. *»Was in dem Herzen andrer von uns lebt, Ist unser wahrestes und tiefstes Selbst.«* Johann Gottfried Herder	▢	▢	▢
183.	Lieben heißt sich ins Ganze verlieren.	▢	▢	▢
184.	Auch eine nicht erklärte, stille Liebe wandelt uns. *»... und wenn ich dich lieb habe, was geht's dich an?«* Johann Wolfgang von Goethe	▢	▢	▢
185.	Liebe ist, wenn der Kopf die Bewegung von Herz zu Herz nicht zu stören vermag.	▢	▢	▢
186.	Wer liebt, ist nie allein.	▢	▢	▢

		ja	nein	Rede-bedarf
187.	Liebende machen alles aus Liebe – nichts um einer Belohnung willen.	▢	▢	▢
188.	Die Liebe schaut nicht mit den Augen, sondern mit dem Herzen.	▢	▢	▢
189.	Liebe ist, wenn ich um des anderen willen gut finde, dass es ihn gibt.	▢	▢	▢
190.	Wenn wir wirklich lieben, werden Moral und Ethik überflüssig. *»Liebe und tu, was du willst.«* Augustinus	▢	▢	▢
191.	Wer im Chaos entspannt bleiben kann, liebt.	▢	▢	▢
192.	Unverbrauchtes Fühlen ist der Pulsschlag der Liebe.	▢	▢	▢
193.	Glückseligkeit und Liebe sind zwei Seiten ein und derselben Medaille.	▢	▢	▢
194.	Innerste Heimat finden wir in der Liebe.	▢	▢	▢
195.	Wenn die Geborgenheit im Hier und Jetzt das Bewusstsein von Zeit aufhebt, lieben wir.	▢	▢	▢
196.	Liebende haben sich die Welt abgewöhnt, ohne sie verlassen zu haben.	▢	▢	▢
197.	Liebe ist Konzentration des Herzens. *»Die Angst des Lebens treibt den Menschen aus dem Zentrum.«* F. W. Schelling	▢	▢	▢
198.	Wer liebt, hat einen durchlässigen, keinen egozentrischen Willen.	▢	▢	▢
199.	Lieben heilt.	▢	▢	▢
200.	Die Selbsterfahrung des Geistes ist der Inbegriff der Liebe.	▢	▢	▢

Namhafte LiebesErklärungen aufgeblättert

Wer innehält, erhält innen Halt!
Laotse

Die Liebe ist unendlich. Sie ist vielgesichtig. Sie ergreift uns, hebt uns über uns hinaus. Und wegen ihrer Unfassbarkeit berühren wir immer nur Ausschnitte, wenn wir über sie sprechen, schreiben, sie besingen, erjubeln, ertanzen ... Nichts kann die Liebe erklären – obwohl sie sich selbst auf tausendfache Weise erklärt.

Dieses Kapitel blättert namhafte LiebesErklärungen auf.

Gebrauchsanweisung

Der Weg zur Entfaltung Ihrer eigenen Sicht oder zu Ihrem Erleben nimmt seinen Ausgang bei einem Zitat über die Liebe und führt über einen Kommentar zu einer Frage an Sie. Sie können Ihre Antwort für sich denken, aufschreiben oder im Gespräch mit Ihren Geliebten teilen. So erspüren Sie Ihre Position genau und geben Ihren Erfahrungen und Ansichten Raum. Darüber hinaus lernen Sie Ihren Partner, Ihre Partnerin besser kennen.

Es kann geschehen, dass Paare sich neu sehen und erstmals wirklich wahrnehmen ...

Rainer Maria Rilke
»Hörst du, Geliebte, ich schließe die Lider,
und auch das *ist Geräusch bis zu dir.«*

! Das Schließen der Lider ist wirklich keine sonderlich aufwändige Aktion – und doch ist für den Liebenden die geringste Lebensäußerung noch auf die Angebetete bezogen.

? Ist es einfach nur schön oder doch eher alarmierend, derart auf die Geliebten ausgerichtet zu sein?

Euripides
»Die Liebe ist alles, was wir haben.«
! Was uns als Menschen letztlich ausmacht, ist unsere Liebesfähigkeit: nicht unser Wissen und nicht unsere Erfahrung.
? Für wie liebesfähig halten Sie sich selbst und Ihre Partnerin, Ihren Partner?

Leo Tolstoi
»Alles, jede Kleinigkeit, die ich verstehe, verstehe ich nur, weil ich liebe.«
! Die Liebe öffnet nicht nur das Herz, sondern macht auch unseren Geist unendlich weiter, als selbst der kühnste Verstand zu erträumen vermag.
? Inwiefern hat die Liebe Ihr Verstehen vertieft?

Jerome K. Jerome
»Die Liebe ist wie die Masern. Wir alle müssen sie durchstehen.«
! Ja, die Liebe hat uns und nicht wir sie. Sie wirft uns aus dem gewohnten Gleichmaß, fast wie eine Krankheit. Aber vielleicht ist sie das wirkliche Gleichmaß des Menschen.
? Haben Sie auch manchmal das Gefühl, die Liebe sei eine Krankheit? Beschreiben Sie genauer:

Rainer Maria Rilke

»Da wächst die Seele mir, bis sie in Scherben den Alltag sprengt ...«

! Die Seele des Liebenden geht derart aufs Schönste, Äußerste und Ganze, dass sie sich nicht auf alltägliche Belange zurückstutzen lässt.

? Inwiefern hat Ihre Liebe Alltägliches gesprengt?

William Shakespeare

»Die Liebe schaut nicht mit den Augen, sondern mit dem Geist.«

! Den Augen erschließt sich nur die Oberfläche der Dinge, während der liebende Geist – das Herz, das Bewusstsein – ihre Tiefe erfasst. Je mehr wir lieben, umso tiefer ist demnach unser Verstehen.

? Was wohl würde passieren, wenn Sie genau da, wo Sie nicht verstehen, einfach liebten?

Samuel Johnson

»Die Liebe ist die Weisheit des Dummen und die Dummheit des Weisen.«

! Die Liebe verwandelt alle: Sie befreit den Dummen von seinen Grenzen und wirft den Weisen aus der Bahn.

? Welche Entgrenzungen haben Sie durch die Liebe erlebt?

Emanuel Swedenborg

»Die Liebe ist der Lebensnerv eines jeden Menschen.«

! Was immer die Extreme im Leben sein mögen: Gewinn und

Verlust, Erfolg und Misserfolg – den durchdringendsten Lebendigkeitsschub schenkt uns die Liebe.

? Wie steigert die Liebe Ihre Lebendigkeit?

Rainer Maria Rilke
»Näher an das Absichtslose
sehnen wir uns menschlich hin ...«

! Manchen scheint eine vernünftige, zweckrationale Lebensbewältigung, die auf Sicherheit und kalkulierbaren Genuss setzt, erstrebenswert. Schade nur, wie sehr bei dieser Form der »Glücksmaximierung« wirkliche Erfüllung auf der Strecke bleibt. Gut hingegen, dass uns die Sehnsucht in ganz andere Bereiche zieht, weil alle absichtsvolle Verzweckung nur stranden kann im Meer der Liebe.

? Welche Unvernunftsexzesse haben Sie gefeiert?

Italienisches Sprichwort
»Keine Liebe ist so wie die erste Liebe.«

! Wahr ist dieser Satz nur, weil das gigantische Gefühl der ersten Liebe uns einen netten Überraschungseffekt beschert. Nicht wahr ist er, weil jede große Liebe alles in uns neu macht und immer wie eine erste Liebe ist.

? Wie waren Ihre ersten Lieben?

Marcel Proust

»In der Liebe kann es keinen Seelenfrieden geben, denn der Vorteil, den wir durch sie gewinnen, ist nichts anderes als der Auftakt für weitere Wünsche.«

! Vielleicht stimmt diese Sicht, wenn wir in der Liebe lediglich einen Vorteil sehen. Dann steigert sie unsere Wunschnatur. Was, wenn die Liebe Erfüllung aller Wünsche ist? Oder gar Erlösung von allen Wünschen?

? Was ist für Sie der Unterschied zwischen der Fähigkeit zu wünschen und dem Loslassen aller Wünsche?

Schwedisches Sprichwort

»Ein Leben ohne Liebe ist wie ein Jahr ohne Sommer.«

! Den Sommer können wir als Sinnbild für Wärme, Fülle, Vitalität und Leichtigkeit sehen. Wie der Sommer ist Liebe Lebenselixier schlechthin.

? Was ist für Sie Lebenselixier: zu lieben, geliebt zu werden, beides?

Rainer Maria Rilke

»Lösch mir die Augen aus: ich kann dich sehn,
wirf mir die Ohren zu: ich kann dich hören,
und ohne Füße kann ich zu dir gehn,
und ohne Mund noch kann ich dich beschwören.
Brich mir die Arme ab, ich fasse dich
mit meinem Herzen wie mit einer Hand,
halt mir das Herz zu, und mein Hirn wird schlagen,
und wirfst du in mein Hirn den Brand,
so werd ich dich auf meinem Blute tragen.«

! Das Gedicht veranschaulicht die Omnipräsenz einer großen Liebe, die unabweisbar, unzerstörbar und bedingungslos ist.

? Kennen Sie diese nicht zerstörbare Offenheit für einen geliebten Menschen?

Afrikanisches Sprichwort

»Sag mir, wen du liebst, und ich sage dir, wer du bist.«

! Zum einen lieben wir die, die unsere Macken kompensieren, die den besten Entwicklungsdünger für uns abgeben, die eben der Deckel auf unserem Topf sind. Zum anderen flügelt uns ganztöpfige Wahlverwandtschaft in den siebten Himmel glückseliger Zweisamkeit. Somit liefert jeder Partner, jede Partnerin aufschlussreiche Information über uns selbst.

? Was sagen Ihre PartnerInnen über Sie aus?

Lord Tennyson

»Ich halte es für wahr, was immer auch geschieht;
Ich fühle es sogar am meisten, wenn ich leide,
dass es besser ist, geliebt und verloren zu haben
als überhaupt nicht geliebt zu haben.«

! Wie hart die schlimmsten Verluste auch sein mögen, der allerschlimmste Verlust, das größte Leid wäre, niemals geliebt zu haben. Zöge unsere Seele Bilanz, verbuchte sie weit mehr Plus an Liebesglück als jemals durch Liebesleid an Minus entstehen könnte.

? Wie sieht Ihre Bilanz aus? Finden Sie, jede große Liebe habe sich gelohnt – einerlei wie dick ihr Ende gewesen sein mag?

Rainer Maria Rilke

»… wo doch das sichtbarste Glück
uns erst zu erkennen sich gibt, wenn wir es innen verwandeln.
Nirgends, Geliebte, wird Welt sein als innen.«

! Was nützten uns Schönheit und Reichtum, könnten wir dieses sichtbarste Glück nicht im Innern fühlen?

? So lohnt es sich, in Innenwelten zu leben, oder?

____

____

Michel de Montaigne

»Wenn ich gezwungen wäre zu sagen, warum ich ihn liebte,
so fühle ich, dass meine einzige Antwort sein könnte:
›Weil er es war,
weil ich es war.‹«

! Die Liebe geht aufs Ganze. Sie zielt nicht auf einzelne Merkmale, beschränkt sich nicht auf Ausschnitte, sondern umfasst den anderen Menschen in jeder Hinsicht.

? Worauf zielt Ihre Liebe? Und aus welchen Gründen lieben Sie?

____

____

Victor Hugo

»Das äußerste Glück im Leben ist die Überzeugung, dass wir geliebt werden.«

! Geliebt werden bedeutet, bejaht und gewollt werden. So fällt es noch leichter, mit sich und dem ganzen Leben einverstanden zu sein. Das ist sicher eine zentrale Komponente des Glücks.

? Fühlen Sie sich bejaht und gewollt?

____

____

Rainer Maria Rilke
*»Was bin ich unter diese
Unendlichkeit gelegt,
duftend wie eine Wiese,
hin und her bewegt,
rufend zugleich und bange,
dass einer den Ruf vernimmt,
und zum Untergange
in einem andern bestimmt.«*

! Wird der Liebesruf vernommen und beantwortet, so kann uns eine Seligkeit einnehmen, in der wir liebesentgrenzt im anderen untergehen. Verlieren wir uns in der Liebe, werden wir uns selbst fremd, kommen wir uns abhanden, verschwinden wir im anderen? Oder werden wir vielmehr von unserer Endlichkeit erlöst?

? Welcher Art ist dieser Untergang?

Chilenisches Sprichwort
»Wer die Liebe nicht findet, der findet überhaupt nichts.«

! Das Einzige, was sich zu finden lohnt, ist die Liebe. Daneben verblasst alles andere. Sich in die eigene Liebesfähigkeit hineinzufinden, ist ein befriedigenderes Ziel als den Traumprinzen zu suchen.

? Wie erleben Sie es, wenn Ihre Liebe das scheinbar Unbedeutende durchglüht?

Ovid

»Die Liebe ist eine Art Kriegszustand.«

! Wenn Liebende eigene Bedürfnisse und Interessen auf der Strecke lassen, rächt sich dieses nicht gelebte Eigene. Der Konflikt ist vorprogrammiert. Gelänge es, Eigenliebe und Liebe zum anderen gut zu integrieren, käme es nicht zum Kriegszustand.

? Wie ist es bei Ihnen? Opfern Sie Eigenes zugunsten der Beziehung? Bringt Ihr Partner, Ihre Partnerin solche Opfer?

Rainer Maria Rilke

»Sieh dir die Liebenden an,
wenn erst das Bekennen begann,
wie bald sie lügen.«

! Im Bekennen wird die größte Herzensbewegung in eine Form gebracht. Vielleicht ist das Bekennen sogar schon verbales Festhalten von Entschwindendem. Vielleicht ist das Liebesbekenntnis aber auch nur eine arme Nummer, weil es die gesamte Gefühlspalette auf *einen* Aspekt im Gesamtbezug zum anderen eindampft. Vielleicht ist es deshalb der Auftakt des Lügens.

? Ist das ein Grund, niemals seine Liebe zu bekennen?

Französisches Sprichwort

»Ein liebendes Herz ist immer jung.«

! Ein liebendes Herz ist so erfüllt, dass nur die Gegenwart in ihm Platz hat. Diese hinwiederum ist immer neu. Deshalb ist das liebende Herz im ständigen Neusein zugleich jung.

? In welchem Ausmaß kennen Sie Verjüngung durch Liebe?

George Herbert

»Die Liebe macht alle harten Herzen sanft.«

! Die Verwandlungskraft der Liebe ist erstaunlich: Sie ist wirkmächtiger als Erziehung und Strafandrohung.

? Wäre es nicht attraktiv, ein Verwandlungskünstler dieser besonderen Art zu sein?

Cato

»Was den Liebenden anlangt: Seine Seele wohnt im Körper eines anderen.«

! Des Liebenden Seele strömt zur anderen hinüber und genießt das Glück, von sich selbst erlöst zu sein. Das Glück des anderen wird zum eigenen Glück. Welch eine großartige Ausnahme im allgemeinen Egotheater!

? Wie gelingt es Ihnen, Ihre Geliebten auf Händen zu tragen, ohne sich selbst zu überspringen?

Rainer Maria Rilke

»... ich will mein Herz von vorn beginnen
und nichts andres sein, als was du sagst.«

! In den Flammen einer neuen Liebe sollten nicht die Lasten vergangener Beziehungen schwelen. Wunderbar wäre es, sich selbst und den geliebten Menschen ganz neu zu sehen – so als könnten wir unser Herz von vorn beginnen; ohne eigene Beimischungen – nur das sein, was sich in der neuen Liebe zeigt: »Nichts andres sein, als was du sagst.«

? Hätten Sie Lust, sich völlig neu zu erfinden? Und wie?

William Shakespeare

»Wenn du dich nicht an die geringste Dummheit erinnerst, die du aus Liebe begingst, dann hast du nie geliebt.«

! Wer auf den Flügeln der Liebe schwebt, verlässt die Kontrollzone des Verstandes. Kein Wunder also, dass Liebende sich zu kleinen und großen Verrücktheiten hinreißen lassen.

? Zu welchen Verrücktheiten hat Sie die Liebe verleitet? Fühlen Sie im Nachhinein betrachtet eher Reue oder Triumph?

Ovid

»Die Liebe zieht mich in die eine Richtung, der Verstand in die andere.«

! In vielerlei Hinsicht will uns die Liebe Grenzen sprengen lassen. Davor fürchtet sich der auf Sicherheit bedachte Verstand. So ziehen die beiden in verschiedene Richtungen.

? Wie gehen Sie mit dem Zwiespalt zwischen Herz und Verstand um?

Yvan Goll

»Ich will nichts weiter sein
Als die Zeder vor deinem Haus
Als ein Ast dieser Zeder
Als ein Zweig dieses Astes
Als ein Blatt dieses Zweiges

Als ein Schatten dieses Blattes
Als ein Wehen dieses Schattens
Der eine Sekunde
Die Schläfe dir kühlt«

! Zur Liebe gehört das Wohltun, ohne jedoch die andere zu vereinnahmen oder zur Gegenleistung zu verpflichten – also sich ganz loslassend einfach nur fürsorgend zugeneigt sein.

? Wie sehr genießen Sie es, sich aus Liebe für den anderen loszulassen?

Benjamin Franklin
»Wenn du geliebt werden willst, dann liebe und sei liebenswert.«

! Wirkliche Liebe lässt sich nicht kaufen, nicht argumentativ herbeiführen, nicht erzwingen. Sie ist ein Geschenk des Lebens. Allenfalls können wir sie durch unsere eigene Liebesbereitschaft und -fähigkeit einladen.

? Wann fühlen Sie Ihre Liebesfähigkeit ganz besonders?

Else Lasker-Schüler
»Sterne werden meine Blutstropfen …
Du, ich liebe dich, ich liebe dich.«

! Die Verwandlungskraft der Liebe erfasst uns bis in unsere Körperlichkeit hinein. Vielleicht lässt sich ein bekanntes Sprichwort so erweitern: Lachen und lieben sind die beste Medizin.

? Welche Veränderungen haben Sie an sich beobachtet?

Lord Tennyson
»Sag ihr, das Leben ist kurz,
aber die Liebe ist lang.«

! Wie kann die Liebe lang sein, wenn sie innerhalb unseres kurzen Lebens stattfindet? Lang ist sie, weil wir im Lieben die Unendlichkeit einer ewig neuen Gegenwart berühren und weil wir über Zeitschranken wie den Tod hinweglieben können.

? Aber ist die Liebe wirklich lang im Vergleich zum Leben?

Thomas Campion
»Liebe nie – es sei denn, du wärest in der Lage,
es mit allen Fehlern des Menschen aufnehmen zu können.«

! Je mehr wir lieben, umso offener sind wir für den anderen, umso mehr freut und schmerzt uns sein Geschick, aber auch sein Verhalten. Das lange Gesicht irgendeines Verkäufers setzt einem einfach nicht so zu wie das des Geliebten.

? Ist es daher sinnvoll, nicht oder halbherzig zu lieben, nur um jene Verletzbarkeit zu vermeiden?

Johann Wolfgang von Goethe
»Glück ohne Ruh,
Liebe, bist du!«

! Die Liebesbeziehung ist die innigste, tiefste Beziehung, die wir kennen. Wie filigran, wie verletzlich und wie leicht störbar wir doch in der Herzoffenheit sind!

? Ist die Liebe daher wirklich ein Glück ohne Ruh?

Claire Goll
»ZEHN JAHRE SCHON, dass du mich liebst
Zehn Jahre zehn Minuten gleich
Und immer seh ich dich zum ersten Mal.«

! Für Liebende steht die Zeit still, so dass sich zehn Jahre wie zehn Minuten anfühlen können. Der liebende Blick krallt sich nicht an den Macken des anderen fest, sondern sieht ihn stets wie zum ersten Mal. Er ist auf das Sein, nicht auf das Gewordensein des Geliebten gerichtet.

? Wäre es nicht reizvoll, einander immer wieder neu zu sehen? Immer wieder ganz unbefangen zu sein?

Paracelsus
»Der schönste Grund der Arznei ist die Liebe.«

! Liebe heilt. Genauso, wie widrige psychosoziale Umstände bestimmte Krankheiten hervorrufen oder verschlimmern, genauso verursacht und fördert Liebe die Gesundheit. Die Arzneifrage könnte lauten:

? Wen oder was oder wie könnte ich mehr, anders, tiefer lieben? Mich selbst vielleicht?

Hermann Hesse
»Du in meinem Blute innen,
Liebe du, was soll dein Träumen?
Willst ja nicht in Tropfen rinnen,
Willst in Strömen, willst in Fluten
Dich vergeuden, dich verschäumen!«

! Will das große Liebesgefühl von Dosierung und Sparflamme wissen? Immer will es mit unserer Seele aufs Ganze gehen.

Sogar dann, wenn wir uns der Dummheit mancher Verliebheit bewusst sind.

? Was ist Ihre bevorzugte Form des Liebesflusses? Dosiert oder ungebremst?

___

___

Leo Tolstoi

»Du brauchst nur zu lieben, und alles ist Freude.«

! Eine große Liebe ist wie ein Flächenbrand, der alles mit Freudenfunken entzündet. Dieser Ausbreitungseffekt der Liebe befreundet mit so vielen Aspekten des Lebens.

? Inwiefern kennen Sie diesen positiven Rundumschlag durch die Liebe?

___

___

Wilhelm Busch

»Die Summe unseres Lebens sind die Stunden, in denen wir liebten.«

! Weitergedacht bedeutet das: Wer nie liebte, hat nicht gelebt. Lebensbilanz als Liebesbilanz!

? Wie sieht Ihre Bilanz aus?

___

___

Nelly Sachs

»… die Liebe ist eine Sandpflanze
die im Feuer dient
und nicht verzehrt wird –«

! Die Liebe ist eine Kraft, die sich nicht aufbraucht und uns so von jeglichem Berechnungs- und Quantitätsdenken befreit. Wir haben umso mehr Kraft, je mehr wir lieben!

? Schwächeln oder stärkeln Sie im Lieben?

Fjodor Dostojewskij
»Ihr Väter und Lehrer, was ist die Hölle? Ich denke, sie ist der Schmerz darüber, dass man nicht mehr zu lieben vermag.«

! Wer so in der Sackgasse seiner selbst hängt, dass seine Seele nicht mehr liebend über sich hinausstreben kann, ist auf einem höllischen Schrumpftrip. Das Schönste nicht mehr zu vermögen, ist wahrlich schmerzhaft.

? Der Himmel ist die Freude darüber, lieben, lieben, lieben zu können. Wie genau fühlt sich Ihr Freudenhimmel des Liebens an?

Rainer Maria Rilke
»Ich hab das ›Ich‹ verlernt und weiß nur: wir.«

! Das Ich verlernen heißt auch, seine eigenen Grenzen zu transzendieren; *mehr* zu werden als ein Nur-Ich.

? Blüht das Ich im Wir auf oder geht es unter? Ist das Wir ein Gewinn oder ein Verlust?

Else Lasker-Schüler
»An dem seligen Glanz deines Leibes
Zündet mein Herz seine Himmel an –«

! Die integrierende Macht der Liebesmagie erhöht nicht nur das Glück zwischen Menschen, sondern sorgt auch für eine leib-seelisch harmonisierende Glückssteigerung.

? Wie zünden Sie Ihre Herzhimmel an?

Rose Ausländer

»Ich flüchte
in dein Zauberzelt
Liebe
Im atmenden Wald
wo Grasspitzen
sich verneigen
weil
es nichts Schöneres gibt«

! Liebe braucht kein Schloss. Eher eine winddurchlässige, naturnahe Unterkunft wie ein Zelt. Die schönste Zuflucht bietet ein Zauberzelt – eben eines, das uns verzaubert: Das kann nur das Zauberzelt der Liebe sein.

? Was ist Ihr liebstes Zauberzelt?

Franz Werfel

»Und nur die Seele, die sich liebend selbst vergaß,
Ist aller Dinge Maß und Übermaß.«

! Wirklich messen und einschätzen kann nur, wer nicht auf sich oder auf irgendetwas anderes fixiert ist, sondern die Weite eines Liebenden hat. Kontrollzwänge ließen sich somit durch das Lieben heilen.

? Was ist erfüllender: zu vertrauen oder zu kontrollieren?

Rainer Maria Rilke
»Wer vermag denn zu lieben? Wer kann es? – Noch keiner.«

! Sind wir noch keine Meister im Lieben? Sind wir noch unterwegs zur Liebesfähigkeit? Ist die Liebe noch Zukunft? Ist die Art, wie wir lieben, noch mangelhaft?

? Wie sieht die vollendete Liebe aus?

J.R. Jiménez
»… Deine Liebe – wie fröhlich! –,
sie gießt ihre Rosen mit meinem Herzen.«

! Wie der Teufelskreis eine Misere verstärkt, genauso ist der Liebesfluss ein Glück fördernder Kreis. Ist auszumachen, was das größte Glück ist: zu lieben oder geliebt zu werden? Wenn beides zusammenfällt, kann das Liebesglück in sich gegenseitig erhöhender Weise rundfließen.

? Was sind die schönsten Glückskreise im Leben?

Friedrich Dürenmatt
»Die Liebe wird zum hoffnungslosen Versuch, sich selbst zu entkommen, sich in einem anderen zu sehen.«

! Wird der Geliebte zur Fluchtstation, weil das Zusammensein mit sich selbst unattraktiv ist, dann ist die Belastung des anderen vorprogrammiert.

? Sollen mich die Geliebten retten und glücklich machen oder ich sie? Oder soll ich mich glücklich machen?

Else Lasker-Schüler
»Wenn du sprichst,
Wacht mein buntes Herz auf.«

! Durch die Zauberkraft der Liebe wacht in uns etwas ganz Zentrales auf: unser Herz, mit dem wir besser sehen und denken als mit dem Kopf.

? Was macht Ihr Herz bunt?

Börries von Münchhausen
»Und denke ich an Sturm und Streit und Streben,
an meiner Jugend Wandern dort und hier,
so ist mir oft: Es war mein ganzes Leben
ein stiller, unbeirrter Weg zu dir.«

! Die außer-ordentliche Wirkung der Liebe geht so weit, dass ihr Glanz das ganze Leben sinnerfüllt. Liebe und Sinn stehen dicht nebeneinander.

? Was macht Ihr Leben sinnvoll?

Franz Werfel
»Alles ist, *wenn du liebst!«*

! Die Kraft der Liebe lässt alles wirklich werden. Ohne Liebe ist alles seinsentleert, Oberfläche ohne Inhalt.

? Wie könnten wir mehr Seinsfülle einladen?

Properz

»Leben will ich, wenn sie lebt; stirbt sie, so will ich sterben.«

! Eine erschreckende oder doch erhebende Bereitschaft: Der Wille zu leben ist nicht mehr losgelöst vom Sein oder Nichtsein der Geliebten!

? Zeigt sich hier Abhängigkeit oder Inbegriff der Liebesfähigkeit?

Dalai Lama

»Großes Glück und große Liebe bedeuten großes Risiko.«

! Im großen Glück und in einer großen Liebe springen wir über die Schatten unserer Vergangenheit. Das kommt unserem Schattenverwalter, dem von alten Schmerzen gezeichneten Ich, verdammt riskant vor. Das große Risiko ist eine Entgrenzung, welche zuallererst durch die Weite und Unendlichkeit der Liebe ermöglicht wird.

? Wie fühlt es sich an, wenn Sie über Ihren Schatten springen?

Liebende brauchen nur ein gemeinsames Hemd.

Liebesläufe als Lebensläufe

Fehler gehören zu den Verpflichtungen,
mit denen man für ein vollwertiges Leben zahlt.
Sophia Loren

»Wie läuft dein Laden?« – eine übliche Frage. »Wie läuft dein Leben?« – eine eher unübliche Frage. »Wie läuft deine Liebe?« – eine noch unüblichere Frage. Merkwürdig eigentlich, denn so mancher Lebenslauf erzählt nichts anderes als die Geschichte gelingender und misslingender Liebe. Ein erfüllender Liebeslauf ist Pulsschlag eines gelingenden Lebenslaufs. Unter diesem Blickwinkel rücken auch Lebenskunst und Liebeskunst dichter zusammen.

Erspüren Sie die Nähe von Liebes- und Lebenslauf anhand folgender Fragen:

- Wie wäre mein Leben gelaufen, wenn ich mich nicht in x, sondern in y verliebt hätte?

____

____

- Wie wäre es gelaufen, wenn ich (nicht) jeder Verliebtheit nachgegeben hätte?

____

____

- Wie wäre es gelaufen, wenn ich mich mit mehr (oder weniger) Entschiedenheit in meine Beziehungen eingebracht hätte?

____

____

- Und wie, wenn ich x nie begegnet wäre?

___

___

- Wie wäre es gewesen, wenn ich den Traumprinzen oder die -prinzessin mein Eigen hätte nennen dürfen?

___

___

- Wie wäre mein Leben gelaufen, wenn ich mönchischer Dauersingle geblieben wäre?

___

___

Obschon es letztlich unmöglich ist, »Was-wäre-wenn-Fragen« zu beantworten, helfen sie wahrzunehmen, wie sehr Lebenslauf und Liebeslauf zusammenhängen – zumal, wenn wir bedenken, wie wenig Wahlmöglichkeit die Wucht einer starken Verliebtheit oder einer großen Liebe uns lässt. Wer sich total verliebt, müsste schon sehr gegen sich selbst leben, wollte er dieses seelische Highlight wegdrücken. Kaum möglich ist es, unsere Liebesläufe zu lenken, wenn sich eine große Liebe an unserem Seelenhimmel auftut. Richtig ungemütlich wird es beim dicken Nachspiel, wenn Hass und Wiederholungszwänge das Zepter in der Hand haben. Misslingende Liebe führt schnurstracks zu Verletzungen. Eugen Roth beschreibt es so:

Versöhnung
Wir dürfen uns einander nun bekennen.
Sag nicht, des bessern Fechters Kunst entscheide,
Wenn zwei sich blindlings in die Klinge rennen.

Dies taten wir aus Liebe uns zu Leide.

Wir brauchen nichts mit Worten mehr zu nennen.
Wir trafen gut. Und wir verbluten beide.

Gib mir die Hand: Was sollte uns noch trennen.

Ein leider »klassischer« Liebeslauf sieht so aus:

- Große Verliebtheit
- Einebnung im Alltag
- Langeweile, Überdruss, Distanz
- Ungutes und Kampf im Wiederholungszirkus
- Trennung im Streit

Dieser Lauf von der Verliebtheit bis zur Trennung im Streit kann versöhnlich ausgehen und sähe in Schritten formuliert so aus:

- Große Verliebtheit
- Hürden, die uns zunächst zum Beziehungsopfer machen
- Wachstum mit Zugewinn an Ich-Stärke
- möglicherweise Trennung mit Versöhnung
- Weiter-lieben.

Das Glück auf Erden würde sich mehren, wenn ein derart konstruktiver Liebeslauf zum neuen Klassiker avancierte. Dass die Aussicht darauf nicht abwegig ist, erfahre ich in meiner alltagsphilosophischen Praxis, und wir beide entnehmen es dem hoffnungsschimmernden Umstand, dass Sie dieses Buch lesen.

Verwundete Herzen in der Liebe

Life is painful, suffering is optional.
Sylvia Boorstein

Über die vielfältigen Vorzüge einer großen Liebe oder einer erquicklichen Verliebtheit sind wir uns wohl einig. Weniger bedacht ist das dicke Ende. So viele Beziehungsopfer gibt es! Hat sich ihr anfängliches Glück dennoch rentiert?

Zu diesem Thema hat Doris Esser, Journalistin der ›Salzburger Nachrichten‹, Fragen* formuliert, die mit ihrer freundlichen Erlaubnis in die folgenden Kapitel eingearbeitet sind. Die Ausführungen entsprechen den drei zentralen Punkten des neuen Liebeslauf-Klassikers:

- Verletzungen in der Liebesbeziehung als Wachstumsimpuls
- Ich-Stärke entwickeln
- Weiter-lieben

Auf dass sich unsere Lebensläufe leichter durch glücklichere Liebesläufe erwärmen lassen, gebe ich manche Fragen an Sie weiter und ergänze einige zur praktischen Vertiefung!

? So schön es ist zu lieben, so belastend schmerzlich ist der Druck, wenn der Partner/die Partnerin aus dem siebenten Himmel in den schnarchigen Alltag zurücktrudelt.

---

* Die Fragen wurden von Doris Esser anlässlich einer dreiteiligen Interviewserie gestellt, die 2003 in den ›Salzburger Nachrichten‹ erschienen ist: »Mit Ich-Stärke jubelt Lebensfreude«; »Verwundete Herzen in der Liebe«; »Wer liebt, soll frei sein«. Auftakt zu dieser Interviewreihe waren die 22. Goldegger Dialoge zum Thema »Aus der Egoismusfalle – Selbstfindung zwischen Einsamkeit und Geborgenheit«.

Wie definieren Sie Alltag?

____

____

____

____

Wie alltäglich ist Ihr Alltag?

____

____

____

____

Wodurch ließe sich Alltag feiertäglicher gestalten?

____

____

____

____

In der Tat können die schönsten Liebesgefühle im Einerlei des Alltags ersticken. Kriegsopfer, Unfallopfer – das ist alles entsetzlich genug, aber dass es auch noch Beziehungsopfer gibt, dass wir wegen so etwas Banalem wie dem Alltag unseren Liebeshimmel verlieren, ist einfach gemein. Vielleicht sollten wir den Alltag abschaffen und unseren ersten und letzten Wohnsitz im siebenten Himmel einnehmen … Einziger Nachteil der offensichtlichsten Lösungen ist, dass sie mitunter nicht ganz realistisch sind.

? Wäre es vielleicht besser, bereits in der hell leuchtenden Phase des Verliebtseins die Gefühle per Kopf auf ein Normalniveau einzubremsen – nicht zuletzt wegen des Warnsatzes »Je höher du fliegst, desto tiefer kannst du abstürzen!«?

Was antworten Sie?

____

____

____

____

Die Antwort auf diese vom Selbstschutz empfohlene Frage variiert wahrscheinlich mit der Flugkurve der Liebenden. Wer gerade in der hell leuchtenden Verliebtheitsphase schwebt, wird wenig Geneigtheit zur kopfgesteuerten Einbremsung verspüren, aber wehe, wehe, wenn die Flugrichtung bereits bodenwärts ist! Da das beglückende Leuchten allzu oft vom Ernüchterungsdimmer verdunkelt wird, bleibt die Frage, ob es sinnvoll sei, sich von Anfang an auf ein seelisches Normalniveau zu bringen. Großzügig davon ausgegangen, eine selbst gesteuerte Einebnung des Liebesgefühls gelänge, so bliebe unterm Strich Liebesschwund als Ergebnis: entweder selbst initiiert – im Fall der Einbremsung – oder von außen getriggert – im Fall der »normalen Ent-Täuschung«. Also entweder werden wir unser eigenes Opfer oder das des anderen. Gibt es kein Entrinnen? Ein fataler Mechanismus scheint zu walten: Wir erliegen einem unbewussten, internalisierten Liebeskiller. Wer ein frustriertes, kein Vertrauen stiftendes Liebesgrundpotenzial hat, wird unbewusst dafür sorgen, dass sich der Level seines Liebesniveaus, der meist in der Kindheit etabliert wurde, wieder einstellt.

Der Warnsatz »Je höher du fliegst, desto tiefer kannst du abstürzen!« ist sicher wahr. Wollen wir Absturzprophylaxe betreiben, ist es sinnvoll, sich nach dem Liebespotenzial seiner Flammen zu erkundigen. Wenn die neue Partnerin/der neue Partner von einer Beziehungsblutspur mit schlimmen Abbrüchen und dramatischen Auswüchsen berichtet, ist es sinnvoll, per Kopf eine Vollbremsung einzuleiten, weil wir lediglich sein nächstes Opfer würden.

Trotz allem gefällt mir auch folgende Haltung im Angesicht einer neuen Liebe: »Sich vollbewusst in die Dummheit der wunderbaren Verliebtheit fallen zu lassen.« Vielleicht gelingt es uns eines Tages, sowohl Flug als auch Absturz zu genießen, anstatt auf ebener Straße vor uns hin zu trotten.

? Wie soll der Betroffene reagieren, wenn ihm bewusst wird, dass in das Feuer der Gefühle bereits die ersten Eiswürfel geworfen werden?

Was antworten Sie?

Zumeist schmelzen die ersten Eiswürfel noch im Feuer der Liebe. Es besteht daher die Gefahr, dass sie ignoriert werden. Diese Haltung erleichtert den nächsten Eiswürfeln die Landung. Am besten ist wohl eine gute Eiswürfelstrategie. Drei Eiswürfeltypen seien vorgestellt: 1. Liebeskiller-Eiswürfel, die das Liebesniveau unbewusst auf das vertraute Kindheitsniveau runterschrauben. 2. Blanke Missverständnis-Eiswürfel, die aufgrund falscher Interpretation unnötige Kühlung bringen, wenn sie nicht aufgelöst werden. 3. Projektions-Eiswürfel: Manchmal hagelt es Würfel, die im Grunde aus unserer eigenen Gefriertruhe kommen. Sie bestehen aus nicht gelebten Eigenschaften und Persönlichkeitsanteilen, die uns im Kontakt mit den Geliebten in eine störgefühlsschwangere Schieflage treiben. Wir sehen unsere Partnerinnen und Partner dann nicht so, wie sie sind, sondern durch die anthrazitfarbene Brille des nicht gelebten eigenen Potenzials. Das ist der Brillen-Werdegang von Rosarot über Beige zu Anthrazit.

Werden die Eiswürfel gut analysiert, können wir sie besser auftauen, ohne das Liebesflammenausmaß zu verringern: Die Liebeskillerwürfel dürfen in der Bereitschaft, den eigenen Vertrauensradius zu erweitern, schmelzen. Die Missverständniswürfel werden durch Aussprache aufgetaut. Die Projektionswürfel tauen durch die Zurücknahme der jeweiligen Projektion; das heißt selber leben, was mich am anderen nervt. Wem diese sehr vereinfachte Darstellung nicht ausreicht, findet in meinem Buch ›Spielverderber des Glücks‹* präzise Schritte zur Vorgehensweise.

? Sollte der Liebende grundsätzlich mehr an sich selbst denken? Sollte er, um sich Schmerzen der grausamen Art zu ersparen, vom ersten Tag an damit rechnen, am nächsten Tag wieder ein Single zu sein?

Was antworten Sie?

____

____

____

____

Ja, wir sollten grundsätzlich an uns selbst denken, weil ohne uns unser Leben und unsere Partnerschaften gar nicht gelingen können. Wer sich beispielsweise in der Aufopferung versenkt, wird

* Ute Lauterbach, ›Spielverderber des Glücks‹, Kösel-Verlag, München 2001, S. 187

zum wandelnden Vorwurf für den Partner.* Je intensiver wir Selbstentfaltung leben und unsere Seele sanieren, umso lohnender sind *alle* Partnerschaften – auch wenn wir zwischenzeitlich im Singlestatus landen. Ist das Schlimmste – nämlich Erholung im Singletum – überhaupt das Schlimmste?

? Wenn aus dem Paradies der Liebe eine Hölle der Auseinandersetzungen geworden ist – was ist ratsam? Soll jeder seiner eigenen Wege gehen?

Was antworten Sie?

____

____

____

____

In der Hölle der Auseinandersetzung bewerfen sich die kaum noch Liebenden mit Schuldzuweisungen, Vorwürfen, Beleidigungen, eigener Verletztheit und Schlimmerem wie Selbstmorddrohungen. Wird diese Auseinandersetzung nicht durch klärende und konstruktive Elemente enthöllt, ist Aushalten im Inferno eine Form der Selbstverletzung. Sinnvoll mag es sein, eine Zeitspanne zu erspüren, in der wir alles geben, um eine konstruktive Wende herbeizuführen. Gelingt sie nicht, können wir uns in dem Bewusstsein trennen, nichts unversucht gelassen zu haben. Gute Trennung gehört zur Lebenskunst. Ein brutaler Cut hat für beide ein zu langes Seelennachspiel. Wir brauchen nicht nur eine Ars Vivendi, sondern auch eine Ars Separandi.

---

* Siehe hierzu das Kapitel »Opfertum/Aufopferung« in Ute Lauterbach, ›Ganz und Anders‹, Lüchow-Verlag, Freiburg 1996, S. 122

? Da kein Mensch dem anderen gleicht, gibt es keine einheitlichen Beziehungsrezepte. Aber es wäre schön, wenn es für jeden Einzelnen ein Rettungsseil gäbe, woran er sich beim Neustart in die Zukunft halten könnte. Welches Seil wäre Rettung?

Fällt Ihnen ein Rettungsseil ein, das sich *für Sie selbst* bewährt hat?

____

____

____

____

Was bleibt uns, wenn nichts mehr bleibt? Wir sind aufgerufen zu uns selbst. Bleiben wir an der eigenen Entwicklung und Befreiung dran, hat sich alles Unglück gelohnt. Wenn wir in der Lage sind, des Lebens Tücken immer wieder versöhnlich zu entschlüsseln, halten wir das Rettungsseil in Händen.

? Öffnet sich für Rettungsseiltänzer der Himmel über der Erde? Rainer Maria Rilke: »Wenn Menschen füreinander in Liebe wieder Menschen werden, öffnet sich über der Erde der Himmel.«

Die Kunst des Liebens besteht im Öffnen des Himmels. Unser neuer Liebeslauf-Klassiker sieht diese Himmelsöffnung auf dem Innenweg, also in einer Ich-Stärkung, in einem Zu-sich-selber-Kommen, damit wir uns dabeihaben, wenn wir in Liebe füreinander Menschen werden.

Mit Ich-Stärke jubelt Lebensfreude

I am not in this world to live up to
your expectations. And you are not to
live up to mine. You are you, and I am I.
And if by chance, we find each other,
it's beautiful. If not, it can't be helped.
Oscar Wilde

Von der Nummer »Beziehungsopfer« haben wir uns verabschiedet. Aus dem Liebesleid haben wir eine Art Trittleiter gezogen, um immer höher in unseren Liebeshimmel zu steigen. Je intensiver wir Beziehungen nutzen, um uns zu entwickeln, zu befreien und zu uns selbst hinzuwachsen, umso stärker werden wir. So steigern wir unseren Liebes- und Lebendigkeitsfluss. Es gilt:

- Je größer unsere Ich-Stärke,
  umso größer ist unsere Lebensfreude.

? Ohne Ich kein Wir! Wo und wie soll der Mensch mit dem Aufbau seines Ichs beginnen? Geht es um Selbstliebe? Geht es um gesteigertes Selbstbewusstsein?

Wie sehen Ihre Antworten aus?

____

____

____

____

Ja, es geht um Selbstliebe! Beim Aufbau des Ichs beginnen wir am besten da, wo es leicht geht, um dem Frust des Scheiterns vorzubeugen. Ein konkreter Weg, ein starkes Ich zu entwickeln, besteht darin, Ansprüche und Erwartungen an andere als Impuls zur Eigeninitiative zu begreifen. Wenn Hiltrud beispielsweise erwartet, Anton solle ihr alle Wünsche von den Augen ablesen, so lautet der Impuls zur Eigeninitiative: Hiltrud möge sich zunächst selbst all ihrer Wünsche bewusst werden. Unterm Strich führt das zu der Formel: Je zufriedener wir mit uns selbst sind, umso toleranter und großzügiger können wir anderen gegenüber sein. Je ausgeprägter die Ich-Stärke, umso stabiler das Selbstbewusstsein! Das wiederum hat den Vorteil, dass unser Selbstwert nicht ständig übers Partnerschaftsnabelschnürchen genährt werden muss.

? Wie soll ein Mensch den Weg zur Selbstliebe finden? Wo doch schon den Kindern erklärt wurde, Liebe zu sich selbst sei purer Egoismus? Ein Egoismus, der geradezu Feind und Zerstörer eines harmonischen Wir sei?

Was antworten Sie?

____

____

____

____

Den Weg zur Selbstliebe zu finden, ist bei unserem Erziehungshintergrund wahrlich eine Herausforderung. Das Drama liegt in einer schlichten Verwechslung: Ich-Stärke wird als der so sehr verpönte Egoismus missverstanden, während bei genauer Betrachtung das Gegenteil stimmt. Ich-Schwäche nämlich knebelt derart, dass unter ihrem Druck die grandiosesten Egobrocken gedeihen. Deshalb entscheiden wir uns bei einer bewussten Partnerwahl doch lieber für einen sich selbst vertrauenden, zufriedenen Menschen als für ein armes Würstchen, weil dann weniger Psychomüll des Ich-Schwachen auf den eigenen Schultern landet.

? Psychomüll als Enttäuschung, Groll und Rachemanöver? Wer und was sind die Auslöser dieser Reaktion? Wie gelingt in solchen Gefühlssituationen eine Wende zur Leichtigkeit?

Um im Bild zu bleiben: Enttäuschung, Groll und Rachemanöver entstehen, wenn ich-schwache Würstchen Aufwind und Stärkung vom Gegenüber erwarten und wenn die Partner nicht bereit oder nicht in der Lage sind, die Defizite der Würstchen auszugleichen. Hier öffnet sich eine ergiebige Gelegenheit, sein Leben in eine befriedigendere Bahn zu lenken. Den Ausstieg aus der zermürbenden Leidspur können wir anhand folgender Fragen einleiten:

- Was nervt, enttäuscht, ärgert mich am anderen?
- Mit welcher *eigenen* Fähigkeit oder Verhaltensweise könnte ich diesem Leidsog entgehen? Und sei es auch nur, indem ich mich besser abgrenze?
- Wie sehen die ersten Schritte zur Entwicklung oder zum Ausbau dieser Fähigkeit aus?

Die tatkräftige Beantwortung dieser Fragen stärkt das Ich, entlastet so die Geliebten und befreit von Enttäuschung, Groll und Rachemanövern.

? Ist es nicht gerade die ausgeprägte Angst vor Liebesverlust, die dem Herzen und der Seele als hervorragender Selbstschutz dient?

Die Angst vor Liebesverlust schützt nur unser schmerzgeplagtes Ichlein, das sich vor Wiederholung alter Verletzungen fürchtet. Die Angst vor dem Tod gilt als Basisangst des Menschen. Kein Wunder, denn mit dem Tod verlassen wir die Bühne dieses Lebens – alles weg: vom Geliebten über die Schmetterlings-

lieben und lachen sind die beste Medizin.

sammlung bis hin zum feinen Tischchen aus dem Marokko-Urlaub … Beim Liebesentzug wird zwar noch nicht das gesamte soziale Umfeld versenkt, die lebensnotwendige Dazugehörigkeit jedoch erheblich bedroht. Somit können wir die Angst vor Liebesverlust als kleines Geschwister der Todesangst verstehen. Jede Angst will uns davor schützen, dass uns das Befürchtete widerfährt. Manchmal gelingt ihr das und manchmal ist die Angst nur ein zusätzlicher Psychoterror. Um herauszufinden, ob es sich um eine nützliche, uns wirklich beschützende Angst handelt oder um eine Zusatzterror-Angst, beantworten wir einfach folgende Frage:

- Beschützt mich diese Angst oder engt sie mich ein?

Denken Sie an eine Hauptangst, die Sie haben, und beantworten Sie obige Frage.*

Wenn Sie ängstlich zögern, von einer zwanzig Meter hohen Brüstung zu springen, können Sie dieser Angst dankbar sein. Sie schützt Sie. Wenn Sie jedoch nicht wagen, das Haus zu verlassen, weil hinter jedem Mauervorsprung ein Mörder lauern könnte, dann engt diese Angst ein. Auf unser Thema angewandt: Verzichtet jemand aus Angst vor Liebesverlust gänzlich auf Liebesbeziehungen, stellt das zwar einen hervorragenden Selbst-

* Wenn Sie sich tiefergehend mit dem Thema »Angst« auseinander setzen wollen, so bieten meine Bücher ›Spielverderber des Glücks‹ (2001) und ›Raus aus dem Gedankenkarussell‹ (2004) Strategien an.

schutz dar, aber das Schönste, nämlich einander zu lieben, bleibt – wenn die Beziehung denn gelungen wäre – auf der Strecke. Die Angst vor Liebesverlust zählen wir daher zu den einengenden Ängsten. Freilich wirbt sie für ihre »Vorteile«, indem sie sagt: »Wenn du dich an mich hältst, bist du sicher. Ich sorge dafür, dass dir Liebesverlust erspart bleibt. Mein Maßnahmenkatalog sieht vor, dass du dich anpasst, dich nie mehr hingibst, dich stattdessen krass abgrenzt und ewig so weiter.« Diesem Beschützungsauftrag wird die Angst gerecht. Als Preis für ihre Bemühung kassiert sie nur unsere ganze Seele. Es ist verrückt, wie zielsicher die einengenden Ängste bereits im Vorfeld erbeuten – hier unser Liebesglück –, was sie vorgeben retten zu wollen. Zur Bewahrung einiger Krümel wird oftmals die ganze Torte verspielt.

? Einsam oder allein: Die Zahl der Menschen steigt, die als Singles leben wollen und sich nach Alleinsein sehnen, statt von Partnern bedrängt zu werden. Ist Einsamkeit schlimm oder schön?

Wie fühlt sich Einsamkeit für Sie an?

____

____

____

____

Wie fühlt sich Alleinsein für Sie an?

____

____

____

____

Betrachten wir den Begriff der Einsamkeit näher. In meinem Buch ›Spielverderber des Glücks‹ definiere ich sie so: »Einsamkeit bedeutet, ohne Echo zu sein.« Wer vom Partner bedrängt wird, bleibt ohne Echo. In dem Fall verspricht das ersehnte Alleinsein mehr Verbundenheit mit dem Leben, also mehr Echo als die Partnerschaftsbedrängnis. Wer in der Partnerschaft keinen Raum hat, nicht wahrgenommen wird, sozusagen zu einer Wand hinliebt, fühlt sich im Alleinsein weniger einsam, weniger abgeschnitten.

? Wenn sich die Geliebten im Fegefeuer eigener Nöte erhitzen, ist die Vorhölle betreten. Wie ließe sie sich beschreiben?

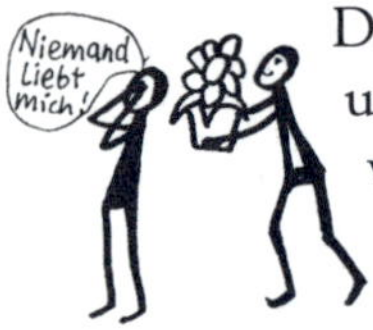

Die Vorhölle kennzeichnet, dass sie im Diesseits und in uns toben kann. In ihr wird seelische Altlast immer wieder emotional hochgeheizt und in die ewig gleiche Sackgasse getrieben. In der Psychologie spricht man vom **Wiederholungszwang**.

So tritt in der Einsamkeit des Nicht-wahrgenommen-Werdens ein Altmist wiederholt zutage, der bei der Partnerwahl bereits die Finger im Spiel hatte. Wer als Kind nicht genug Raum hatte, nicht genug wahrgenommen wurde, entwickelt genau an *der* Stelle den wunden Punkt, der das Ich schwächt und die Höllentür öffnet. Von der Partnerin, vom Partner wird erwartet, dass sie Balsam für jene Wunde sein mögen, aber, aber … Elegant wäre, auf dem Weg der Ich-Stärkung selbst zu praktizieren, was ich vom anderen will. Hier also mich selbst besser wahrnehmen, mir selbst den benötigten Raum geben.

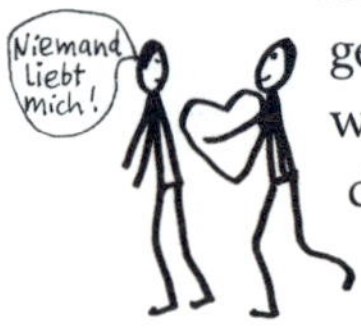

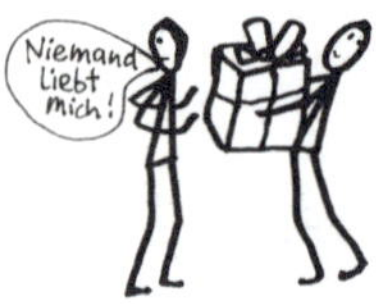

? Wie verlässt ein Mensch das Herz-Schmerz-Desaster? Wie zieht er um in eine beflügelnde Welt des Glücklichseins?

Wenn wir glücklich sind, leben wir in einer beflügelnden Welt. Das Ziel ist: raus aus dem Herz-Schmerz-Desaster, rein in die Freude! Aber wie? Hier nochmals eine Definition aus meinem Buch ›Spielverderber des Glücks‹: »Glücklich sind wir, wenn wir nicht Opfer unfreiwilliger Gedanken und Gefühle sind*, wenn also unser Kopf und Herz so frei sind, dass Spontaneität, Kreativität, pure Lebensfreude und andere Herrlichkeiten uns beflügeln können.« Der Weg dahin liegt darin, jedes gedankliche und emotionale Anecken bei sich selbst zur Ich-Stärkung zu nutzen. Zu jedem Spielverderber des Glücks – heiße er nun Angst, Ärger, Eifersucht, Beleidigtsein oder wie auch immer – finden Sie in meinem Buch Ausstiegs- und Lösungsfragen. Ich liebe Fragen, weil sie das Entdecken *eigener* Antworten ermöglichen. Bei der sportlich flotten Umsetzung der eigenen Antworten gilt: Kleine Schritte sind besser als große Vorsätze.

So tasten wir uns mit Fragen und LiebesErklärungen zu unseren besten Möglichkeiten vor. Sobald unsere allerbesten Möglichkeiten Wirklichkeit sind, wird es Zeit für einen neuen Liebeslauf-Klassiker. Dann haben wir die schmerzlichen Umwege verlassen und können uns ins Weiter-lieben investieren.

---

* Wie die ganz praktische Befreiung von unerwünschten Gedankendrehern gelingt, ist in meinem Buch ›Raus aus dem Gedankenkarussell‹, Kösel-Verlag, München 2004, genau beschrieben. Dort finden Sie zweiundzwanzig Ausstiegsimpulse, die konkret aufzeigen, wie wir unser Gedankenkarussell anhalten können.

Weiter-lieben

Alltag ist nur durch Wunder erträglich.
Max Frisch

Ein Eigentor wäre es, wenn wir im autonomen und autarken Ich-»Stärke«-Panzer Einzelhaft über unsere Seele verhängten. Wie weich und wirklich stark wären wir dagegen im Weiter-lieben, wobei das Weiter sowohl im räumlichen wie zeitlichen Sinn gemeint ist. Räumlich: Wir lieben uns mutig in Dimensionen hinein, welche die Ich-Schwäche sich nicht hätte träumen lassen. Zeitlich: Wir lieben über alle vergangenen Verletzungen hinweg – bis in die Ewigkeit hinein.

? Das Glück des Teilens gehört zur Liebe. Wie gelingt es einem ich-betonten Menschen?

Das Teilen als eine Form des liebenden Miteinanders erleichtert das Weiter-lieben, vertieft die Liebe und wahrscheinlicht, dass aus einer romantischen Aufwallung eine Liebesbeziehung wird. Auf welche Bereiche erstreckt sich das Teilen? Da geht es zum einen um das Zeug, den Besitz, das letzte Stück Kuchen – all das können wir miteinander teilen. Das muss nicht heißen, dass ich jeder neuen Liebesflamme sofort fünfzig Prozent meines Gesamtbesitzes vermache. Teilen können wir auch unseren Ideenreichtum, unsere Zeit, seelische Wärme. Wir können uns sogar selbst schenken, wie es in der Hingabe geschieht. Ferner können wir unsere Fähigkeiten teilen. Es gibt so viele Formen, sich zu schenken und die Qualität des Teilens in der Liebe zu pflegen.

Kommen wir zum ich-betonten Menschen … und wer ist das nicht? Bei genauer Betrachtung stellen wir fest, dass wir immer da die größte Ich-Betonung haben, wo wir am tiefsten verletzt wurden. Da fällt es uns besonders schwer, locker zu lassen.

Zum Glück gibt es Bereiche, wo wir leicht(er) teilen, gar solche, wo wir so selbstverständlich geben, als ob wir gar nicht gäben. Für den Erhalt einer Liebe ist es wichtig, sich auf *die* Bereiche des Teilens zu konzentrieren, wo wir leichter Hand teilen. So hat jede(r) herauszufinden, was er frohen Herzens teilen kann oder was er erst noch lernen muss. Wenn beide das Mögliche wertschätzen, anstatt auf dem eher Unmöglichen zu beharren, lässt sich auch ausgeprägter Narzissmus zumindest vom Rand her aufweichen. Stellen Sie sich folgenden Fragen:

- Was kann ich leichten Herzens geben und teilen?

- In welcher Hinsicht fällt es mir schwer zu teilen?

- Gibt es Bereiche, in denen mich bereits die Vorstellung, teilen zu müssen, ängstigt?

? Wer die Liebe zu einem Menschen auf Dauer retten will, muss sich selbst frei und unabhängig fühlen. Bin ich ein Gefangener meiner selbst, neige ich dazu, meiner Geliebten Handschellen anzulegen, um sie nach meiner Wunschliste an meine Seite zu fesseln. Was soll ich fühlen, denken und tun, um meinen Partner nicht zu einer Liebe nach meiner ich-betonten Vorstellung zu zwingen oder zu überreden? Und im schlimmsten Fall davonzujagen?

Wo das eigene Gefängnis beginnt, wird auch die Freiheit der Geliebten beschnitten. Der erste Schritt zur Befreiung liegt darin, diesen Mechanismus zu durchschauen. Wir fragen uns, wo die eigene Unfreiheit beginnt. So finden wir die heilungsbedürftige Stelle, an der es gilt, im zweiten Schritt eigene Grenzen zu sprengen, um auch seinen Liebsten mehr Raum lassen zu können. Damit unsere Herzen in einer Liebe eher erblühen als verkümmern, legen wir hier wieder den Akzent auf das, was leicht geht. So tut sich auf, in welcher Hinsicht wir einander leicht freilassen können. Da, wo es uns schwer fällt, stoßen wir auf eigene Ängste, die wir durch den Drang, unsere Geliebten eigenen Vorstellungen zu unterjochen, gut erkennen und dadurch besser angehen können. Natürlich ist es liebeserhaltend, sich darüber auszutauschen, welche Freiheitswünsche bei beiden bestehen. So vermeiden wir, uns verrückt zu machen für die Erfüllung von Wünschen, die unsere Partnerin/unser Partner womöglich gar nicht hat! Wäre doch zu blöd, oder?

Notieren Sie die Freiheitswünsche Ihres Partners oder Ihrer Partnerin.

____

____

____

____

? Ich-Bezogenheit kann schlicht sagen: »Ich brauche dich. Ohne dich kann ich nicht leben!« Am Beginn einer Liebe vielleicht noch als Kompliment aufgefasst, wird das Brauchen und Haben-Wollen bald als Zwangsbefehl interpretiert, der immer mehr abgelehnt wird, weil er immer schwerer zu ertragen ist. Wie könnte ich mich von meiner besitzergreifenden Ich-brauch-dich-Vorstellung verabschieden und wodurch sollte ich sie liebesfördernd ersetzen?

Zunächst mag es schmeichelhaft sein, wenn der ich-bezogene Egobrocken sagt, er brauche die Geliebte/den Geliebten. Am besten verabschiedet man sich von der Ich-brauch-dich-Vorstellung, indem man erkennt, was sich hinter dieser Besitzergreifung verbirgt. Die schlichte Tatsache des Brauchens weist auf ein eigenes Defizit hin. Elegant und liebesfördernd wäre es, die jeweiligen Defizite aufzudecken und zu beheben. Das Aufdecken geht recht flott: Wir fragen uns einfach, in welcher Hinsicht wir meinen, den geliebten Menschen zu brauchen. Um uns auf die Schliche zu kommen, führen wir den Satz »Ich brauche dich« weiter: »Ich brauche dich, weil du mich auf Händen trägst, weil du mich so leicht zum Lachen bringst, weil du so fürsorglich bist und weil du mich gut verstehst.«

Führen Sie Ihren Satz weiter: Ich brauche dich, weil du …

____

____

____

____

Da also liegen die Defizite, die vom anderen gelindert werden sollen. Um uns von der Ich-brauch-dich-Vorstellung zu befreien, kümmern wir uns nun selbst um die aufgedeckten wunden Punkte. Die zur Handlung und Behebung der Defizite führenden Fragen lauten: »Wie könnte ich mich selbst (und sogar dich) auf Händen tragen?« »Wie baue ich selbst mehr Humor in mein (und dein) Leben ein?« »Wie könnte ich mir (und dir) mehr Fürsorglichkeit und Verständnis angedeihen lassen?«

Wie lauten Ihre Umformulierungen?

Gelingt die Umsetzung, kratzen wir nicht mehr an der Ich-brauch-dich-Tür des anderen, sondern öffnen stattdessen eigene Türen zu einem volleren Leben. Zur Veranschaulichung: Heike sagt zu Werner: »Werner, ich brauche dich, weil du so schön bist, weil du so großzügig bist, weil du so unternehmungslustig bist.« Dann bezieht Heike alle Begründungen sportlich auf sich selbst und fragt sich: »Wie steht es um *meine* Schönheit, *meine* Großzügigkeit, *meinen* Unternehmungsgeist?« Auf diese Weise deckt sie auf, welche Defizite sie selbst ausgleichen könnte, um Werner dafür nicht brauchen zu müssen.

Es kann auch liebesfördernd sein, einander auf eine freilassende Art zu brauchen. Wissen wir doch, wie schlimm es zum Beispiel für alte Menschen ist, nicht mehr gebraucht zu werden. Alles steht und fällt mit der Art des Brauchens. Im liebesvertiefenden Brauchen bejahe ich die Fähigkeiten der Geliebten und fühle Freude darüber; im liebeskillenden Brauchen hingegen hänge ich dem Geliebten meine gesamte Glückserfüllung ans Bein und fühle Abhängigkeit. Um meiner Selbstehrlichkeit auf den Zahn zu fühlen, frage ich mich, welcher der beiden Sätze meine Liebesbeziehung charakterisiert: »Ich brauche dich.« Oder: »Ich will dich.« Der erste Satz fordert, erwartet und erdrückt. Der zweite bejaht das ganze Sein des anderen. Welchen würden Sie lieber hören?

Ihre Antwort:

___

? Das Im-Kreis-Laufen gefährdet die Liebe. Wie kann es gelingen, die Liebe als ein ständiges Unterwegssein zu leben?

Was meinen Sie?

___

___

___

Wenn uns das ständige Unterwegssein glückt, werden unsere Liebesbeziehungen immer schöner, tiefer und weiter. Wie leicht es ist, in der Starre zu verharren, veranschaulicht zur Abschreckung eine Passage aus meinem Buch ›Spielverderber des Glücks‹:

»Liebeslast entsteht, wenn die Lust, durch die Angst gepresst, zum Frust alles Eigenen führt. Die Gelenkfrage lautet: Wie muss ich sein, damit du mich immer liebst, auf Händen trägst, mir immer die erste Stelle in deinem Leben einräumst, mich nie verlässt, mich beschützt und anbetest? Es folgen einige Hinweise, die helfen, dieses katastrophenschwangere Ziel sicher zu erreichen.

Tipps zur Vorbeugung von Liebesverlust

- Denken Sie grundsätzlich durch den Kopf Ihres Partners/Ihrer Partnerin. Was will er/sie jetzt?
- Vergessen Sie alle eigenen Wünsche und Bedürfnisse.
- Fragen Sie ständig: ›Was möchtest du jetzt, Liebling?‹ ›Was kann ich für dich tun?‹
- Interpretieren Sie sicherheitshalber jedes Verhalten des Partners zu Ihren Ungunsten, um noch besser herauszufinden, wie Sie sich verbiegen sollten.

- Brechen Sie den Kontakt zu allen anderen Freunden ab, damit Ihre Partnerin ihren einzigartigen Stellenwert erfährt und sich (hoffentlich) ein Beispiel nimmt.
- Verhätscheln Sie Ihren Partner und nehmen Sie ihm jeden Handgriff ab. Sollte das zu Muskelschwund in erheblichem Ausmaß führen, dann haben Sie ihn ganz gewonnen und können fröhlich seinen Rollstuhl schieben.«

Wenn es so nicht geht, wie kann das Lieben als positive Herausforderung erfolgreich gelebt werden? Viel hat mit der eigenen Begeisterung zu tun, mit der Bereitschaft, sich selbst immer wieder neu zu entdecken und zu entwerfen. Hilfreich ist das Engagement fürs Quatschmachen – einander auch nach drei oder zwanzig Jahren noch necken! Wem es gelingt, in einem Geist des ständigen Neuanfangens zu leben – sozusagen neusprudelig, unverbraucht und ver-rückt –, belebt und erfüllt seine Partnerschaften mit diesem Geist. Die Geliebten geraten mit in diesen auftriebigen Leichtigkeitsschwung, der wiederum zu einem Rückbeglückungseffekt führt. Lassen wir den Hauptstrang des Glücks in uns selbst wurzeln und gedeihen, anstatt ihn erwartungsgeil im Boden des anderen zu verankern!

? Maßlose Erweiterungen, grenzenlose Sehnsucht – beides kann Schmerzen bereiten. Dennoch wollen wir lieben und weiterlieben. Gibt es ein Rezept, wie das Weiter-lieben gelingen kann?

Leben und Liebe versprechen Erfüllung, wenn wir auf Vielseitigkeit setzen: Nähe und Abstand, einander einatmen und einander lassen. Ein Mobile schwebt dann im Gleichgewicht, bewegt sich schön und vielleicht sogar ewig, wenn es nirgendwo anstößt. Um uns auf der gipfeligen Höhe der Liebeslust zu halten, wäre also eine Liste von Vorschlägen zu erquicklichem Weiterlieben ganz nett. Hier ist sie:

- einander immer wieder mit neuen Augen sehen
- alles für möglich halten
- viele Wünsche äußern im Bewusstsein, dass sie nicht alle erfüllt werden
- sehr gut zwischen Wünschen und Erwartungen unterscheiden
- einander immer wieder überraschen
- einfühlsame oder auch tolle Geschenke machen
- Unsinn pflegen
- Gemeinsamkeiten entdecken und kultivieren
- sich nicht aufhalten mit dem, was nicht miteinander geteilt werden kann
- gut bei sich selbst bleiben, um so auch den anderen oder die andere besser spüren zu können
- immer wieder sagen, was wir aneinander mögen
- auf gar keinen Fall versuchen, einander zu erziehen
- sich gegenseitig nur im Rahmen der eigenen Möglichkeiten und Fähigkeiten unterstützen und fördern
- einander Freuden bereiten
- sich offen miteinander austauschen
- einander wirklich zuhören
- gemeinsame Projekte und Ziele haben
- gemeinsame Interessen teilen
- gemeinsame Genussfelder erschließen und pflegen
- die eigenen Bedürfnisse körperlicher, seelischer und geistiger Art nicht überspringen

Das ist nur eine kleine Liste, aber aller Anfang ist groß. Ich wünsche uns, dass wir sogar nach dem Tod noch weiterlieben können.

Was ist das für ein Verein, wenn niemand beitritt?

Verliebtheit als Entwicklungschance

Ich fürchte, dass ich ansteinere,
anwachse und anhocke.
Max Frisch

Ansteinern und anhocken – das ist wahrlich keine Lebensperspektive. Wenn wir im Griff unserer Wiederholungszwänge sind und das Liebesniveau unserer Kindheitsbeziehungen in Partnerschaften tragen und wiederholen, ist das Ansteinern vorprogrammiert. Sehen wir überdies alles durch die dazugehörigen Brillen, zum einen die rosarote **Verklärungsbrille**, mit der wir unsere Schätzchen aufs Podest katapultieren, zum anderen die beige- oder anthrazitfarbene **Verdammungsbrille**, die aus normalen Gemeinheiten bösartiges Monsterverhalten macht, dann verharren wir in der ursprünglich verinnerlichten Erstarrung. Wenn es uns gelingt, unser »Ansteinern, Anwachsen und Anhocken« zu sprengen, betreten wir immer weiter werdende Räume des Liebesglücks und der Beziehungsfähigkeit. Dann wird jede Beeinträchtigung zur Entwicklungschance und lohnt sich. Ein glückliches Weiterlieben krönt unsere Wachstumserfolge.

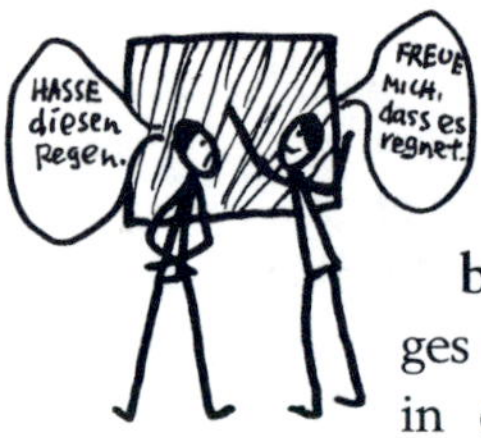

Um alle Ecken und Winkel der Liebe und Verliebtheit auszuleuchten, möchte ich auf die verschiedenen Formen der Verliebtheit und ihre Entwicklungsdimensionen eingehen.

▸ Entwicklungsbedarf liegt grundsätzlich vor, wenn unser freier Energiefluss behindert wird.

Unsere Energie fließt am freisten, wenn wir lieben. Daher gilt:

▸ **Jede Behinderung unseres Energieflusses irritiert unsere Liebesfähigkeit – einerlei, ob wir uns selbst, andere oder etwas lieben.**

Definieren wir Schicksal als Energieblockade im Innern oder miese Umstände im Äußeren, kann die Steigerung unserer Liebeskompetenz sogar dazu beitragen, Schicksal zu ändern. Für unsere Glückserschließung und Schicksalsmeisterung ist es wesentlich, Tücken und Haken in einer Beziehung als Anstoß zu nutzen. Alle Stolpersteine weisen auf verbotene Lebenslust und untersagte Liebesäußerung hin.

Aus der Tiefenpsychologie wissen wir, dass verdrängte, verbotene, nicht gelebte Liebe in Hass umschlägt. Hass ist eine besonders effektive Energiebremse und daher definitionsgemäß eine Spielart von Schicksal. Uneingeschränkte Liebe hingegen entspricht dem vollsten Energiefluss und der größtmöglichen Lebendigkeit. Ein Gedicht von Ibn Hasm veranschaulicht das:

Mich frug mein Freund, wie viele Lebensjahre
bereits auf meinen Schultern ruhten?
Ich sprach: »Im besten Falle zwei Minuten.«
Er wies bestürzt auf meine weißen Haare.

Da sagte ich: »Wir müssen klar erkennen,
wie sich verteilt des Lebens Wert und Maß.
Ich küsste einmal so, dass ich es nie vergaß …
Den Rest des Erdenseins kann ich nicht leben nennen …«

Liebe ist das beste Verjüngungsmittel.

Liebe und Verliebtheit bedeuten nicht, wir hätten ausschließlich auf diesen zweiminütigen Idealkuss zu warten. Die Spielarten des Phänomens der Verliebtheit sind vielfältig.

Erstes Fazit:

▸ **Die Verliebtheit bringt uns in einen reißenden Lebendigkeitsfluss und kann sogar schicksalsändernd sein.**

Zu unserer Selbstwerdung leistet die Verliebtheit den kostbarsten Beitrag, den wir anhand folgender Punkte erschließen:

- Verliebung als Bewusstseinsphänomen
- Was verbirgt sich hinter dem grenzsprengenden Liebesantrieb?
- Die verschiedenen Aspekte des Verliebtheitsgewinns
- Wie gerät man in den Zustand der Verliebtheit? Wie hält man sich darin?
- Verschiedene Arten der Verliebtheit

Gebrauchsanweisung

Die Ausführung zu jedem Punkt endet mit Fragen zur Selbsterforschung, die Gesprächsstoff für den Austausch bieten.

Verliebung als Bewusstseinsphänomen

Zeichnen wir nach, was beim Sich-Verlieben passiert: Wir treten aus unserem Alltagsgefühl und -bewusstsein aus uns selbst heraus und geben ein Stück Normalität auf. Durch diese Veroder Ent-rücktheit übersteigen wir uns. Deshalb sind Verliebte zu Aktionen und Verhaltensweisen in der Lage, die am Rande des Üblichen, des Schicklichen, des Erlaubten, des Gewohnten liegen. Die Verliebung lässt uns über unseren Schatten springen, beziehungsweise *in* unseren Schatten springen, was heilsam ist und einen Teil der Beglückung ausmacht. Im Rausch der Verliebtheit klammern wir Bedenken aus und lassen uns über unsere Ich-Grenzen ziehen. Diese Entgrenzung ist das Merkmal der Verliebtheit schlechthin. Im Augenblick der Verliebung rücken wir aus unseren Ich-Grenzen heraus zum anderen hin. Jede Verliebtheit ist unweigerlich mit Bewusstseinserweiterung verbunden. Verliebte sind Grenzgänger, und die Grenzen, die sie überschreiten, sind mannigfach.

Fragen zur Selbsterforschung

- Welche Grenzen haben Sie in der Verliebtheit überschritten?

  ____

  ____

  Grenzen, die der Gehorsam verlangt, wie etwa:
  - am Arbeitsplatz keine privaten Telefonate führen
  - unbefugtes Verlassen der Jugendherberge, des Elternhauses, des Schulgeländes, um das Rendezvous nicht zu verpassen

  ____

  ____

- Grenzen, die Sitte und Moral setzen:
  - wie außereheliche Verliebungen und …

  ____

  ____

- Grenzen, die mir meine eigenen Prinzipien setzen:
  - Ich brauche immer neun Stunden Schlaf.
  - Ich verlasse das Haus nicht nach 22.00 Uhr.
  - Ich überziehe nie das Konto.
  - Ich reise nie mit dem Flugzeug.
  - Ich erhole mich nur an der Nordsee.
  - Ich lebe immer mäßig.

  ____

  ____

Die Grenzsprengungsmöglichkeiten sind nahezu unbegrenzt, wenn man bedenkt, wie beschränkt in unserem Kulturkreis der gesellschaftlich akzeptable Verliebungsradius ist. Demnach kommen für den beziehungsmäßig ungebundenen Menschen nur Partner infrage, die ihrerseits nicht liiert, möglichst gleicher Hautfarbe, ähnlicher gesellschaftlicher Stellung und Religion, unähnlichen Geschlechts und ähnlichen Alters sind. Erfüllt man die Bedingungen dieses schicklichen Standardpakets, sieht man sich rein rechnerisch sehr geschrumpften Verliebungsmöglichkeiten gegenüber. Glücklicherweise drängt die grenzsprengende Dynamik der Verliebung auch über diese Normen hinaus. Morgenröte im Abendland.

Was verbirgt sich hinter diesem grenzsprengenden Liebesantrieb?

Als Antwort folgende Hypothese:

Jede starke Verliebtheit, die den anderen unbedingt will, die absolut über das eigene Ich hinausstrebt, ist das sichtbar gewordene Bedürfnis, mit dem jeder nach sich selbst strebt. Diese große Sehnsucht nach dem eigenen Selbst, nach dem unverletzten Kern wird für uns erst richtig spürbar, wenn sie sich gleichsam nach außen wendet und einen anderen Menschen meint. In der Sehnsucht nach dir suche ich mich. Die Hinwendung zu dir ist Hinwendung, die mich verfehlt. Das gilt nur, solange unsere Sehnsucht und Hinwendung aus einem Defizit heraus erfolgen, das der andere auffüllen soll. Wenn wir wirklich friedlich in uns ruhen, ganz bei uns sind, dann ist es einfach nur normal und selbstverständlich zu lieben, nicht weil wir lieben wollen oder sollen, sondern weil es so ist.

Die nach außen gewendete Sehnsucht stößt schließlich auf Enttäuschung, weil sie ihr eigentliches Ziel, nämlich das eigene, innere, freie Selbst, verfehlt. Der andere wird als Enttäuschung empfunden, obwohl wir jedes Anecken am anderen nutzen könnten, um auf unsere irrläuferische Sehnsuchtslenkung aufmerksam zu werden. Die Trennung vom anderen macht uns die Trennung von uns selbst spürbar.

Das soll natürlich nicht heißen, dass es besser wäre, sich nicht mehr zu verlieben. Ganz im Gegenteil geht es darum, sich die Dimensionen der Verliebtheit bewusst zu machen, um den Verliebtheitsgewinn voll ausschöpfen zu können.

Fragen zur Selbsterforschung

- Was sucht Ihre Sehnsucht ganz genau?

  ____

  ____

- Wie macht sie das?

  ____

  ____

- Will Ihre Sehnsucht etwas vom Geliebten?

  ____

  ____

- Wäre es befriedigender, diesen Sehnsuchtswunsch selbst zu stillen?

  ____

  ____

Was sind die verschiedenen Aspekte des Verliebtheitsgewinns?

Über die offensichtlichen Facetten dieses Gewinns besteht kein Zweifel. Insbesondere entsteht ein Glücksgefühl, das sich nicht nur auf die Geliebten bezieht, sondern unser Umfeld global trifft, gleichsam einen positiven Rundumschlag erwirkend. Darüber hinaus erleben wir eine Fülle an Energie und Lebendigkeit, was sich unmittelbar auf unsere körperliche Befindlichkeit günstig niederschlägt.

Die weniger offensichtliche Dimension des Verliebtheitsgewinns lässt sich leicht erschließen. Wir erkennen, dass in der Verliebtheit eigenes nicht oder nicht voll gelebtes Potenzial aufleuchtet. Alles, was ich am anderen liebe, könnte mich auf die Spur zu mir selbst setzen. (Vergleiche hierzu das Kapitel »Indirekte Liebeserklärungen«.)

Schön wäre es, sich in der Verliebtheit zu halten, um so den Pulsschlag des noch nicht gelebten Potenzials über den anderen oder die andere zu spüren und es selbst zu erschließen.

Gelingt anstelle der **Bewunderungsstarre** der Dreh zu uns selbst, dann schöpfen wir den Verliebtheitsgewinn aus. In der

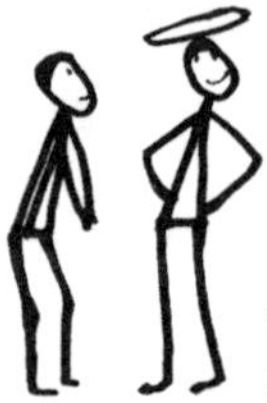

Bewunderungsstarre lasse ich mein eigenes unerwecktes Potenzial beim anderen und werde immer verhaltensgestörter. Bewunderungsstarre und Verhaltensgestörtheit gehen Hand in Hand und führen oft zum schnellen Ende einer Verliebtheit. Anders gesagt: Wenn ich den möglichen Gewinn einer Verliebtheit nicht nutzen kann, ist ein schnelles Ende das Beste. Wenn ich ihn jedoch nutzen kann, bringt mich jede Verliebtheit zu mir selbst in Fluss. Verliebtheitsfluss anstatt Bewunderungsstarre!

Jede Verliebtheit will einen Anstoß zu mir selbst geben, will mich in Fluss bringen. Verliebtheiten vermeiden bedeutet, die Gelegenheit vertun, zu sich selbst ins Fließen zu kommen. Diese Chance zu nutzen oder zu verpassen, steht und fällt damit, ob wir den Verliebtheitsgewinn ausschöpfen oder in der Bewunderungsstarre untergehen. Auf dem Weg zu sich selbst ist jede Verliebtheit eine Stufe und Bereicherung.

Folglich ist es entwicklungsfördernd, sich möglichst dauerhaft im Zustand der Verliebtheit zu halten.

Fragen zur Selbsterforschung

- Kennen Sie das Phänomen der Bewunderungsstarre?

  ____

  ____

- Sind Ihnen mögliche Verliebtheitsgewinne bewusst?

  ____

  ____

- Welche haben Sie bereits ausgeschöpft?

  ____

  ____

Wie gerät man in den Zustand der Verliebtheit? Wie hält man sich darin?

Das Sich-Verlieben scheint ein Naturereignis zu sein, ein Geschehnis, das uns wie ein Blitz aus heiterem Himmel trifft, was im saloppen Sprachgebrauch das Verb »verknallen« treffend ausdrückt oder ähnlich markant der englische Ausdruck »to fall in love«. Zwar ist die Verliebtheit ein Naturereignis, aber eines, auf das wir zusteuern und das wir fördern können: Je mehr es gelingt, uns von einer Verliebtheit anstoßen zu lassen, umso mehr Kräfte integrieren wir, umso mehr sind wir bei uns und umso mehr rücken wir in die Nähe des neuen Liebeslauf-Klassikers. Diese Linie lässt sich weiterdenken. Je mehr ein Mensch er selbst wird, umso mehr bricht seine Versteinerung auf, umso weniger Abwehr und Widerstände hat er sich und dem Leben und anderen gegenüber, kurz, umso offener ist er. Offenheit ist Voraussetzung für das Sich-Verlieben.

Mit steigender Integration und Selbstwerdung ändern sich und wachsen Art und Qualität der Verliebtheit: Immer sprenge ich eigene Grenzen, immer entrücke ich mir. Dieses Sich-Entrücken ist recht unterschiedlich, weshalb ich die Hauptformen vorstelle.

Frage zur Selbsterforschung

- Wie schätzen Sie Ihre Offenheit, also Ihre Verliebungsbereitschaft ein?

  ___

  ___

Verschiedene Arten der Verliebtheit

Das »Wie« der Entrücktheit bestimmt die Qualität der Verliebtheit und der Liebe.

1. Entrückt mit Leidenschaft

Abhängige Verliebtheit: Unbedingtheit des Antriebs ▸ große Grenzsprengung. »Das Objekt der Begierde duldet keinen Aufschub.« Potenziell große Enttäuschung möglich ▸ Verliebtheit entpuppt sich retrospektiv als Illusion. Der oder die Geliebte sind nicht die, für die man sie gehalten hat. Die Seifenblase platzt. Die ursprünglichen, alten Grenzen verfestigen sich umso mehr, wenn die Ex-Geliebten zum Sündenbock für das Scheitern der Beziehung gemacht werden. Einen Gewinn tragen wir aus solchen Beziehungen nur, wenn wir dankbar sind für Genuss, Vorteil und Entwicklungsschub, welche die Liaison uns brachte.

Fragen zur Selbsterforschung

- Haben Sie Ex-Geliebte zum Sündenbock für das Scheitern der Beziehung gemacht?

- Oder auch nur zum Sündenbock für das Misslingen bestimmter Aspekte innerhalb der Partnerschaft?

- Sind Sie sich des Gewinns Ihrer Beziehung(en) bewusst? Können Sie ihn benennen?

Beziehungsgewinne können auf sehr verschiedenen Ebenen liegen. Zwei Beispiele:

Karl-Heinz verliebt sich leidenschaftlich in Bernadette. Er will sie unter allen Umständen erobern. Er weiß, es wird ihm gelingen, wenn er sich nun endlich den ersehnten Ferrari zulegt. Das macht er also. Bernadette ist beeindruckt. Die Anschaffung hat sich gelohnt. Nach drei Wochen endet die leidenschaftliche Beziehung. Was Karl-Heinz bleibt, ist der »Ferrari-Gewinn«, den er nur wegen des grenzsprengenden Verliebtheitsantriebs zu kaufen wagte. Karl-Heinz hat emotional zwei Möglichkeiten: 1. sich wegen der gescheiterten Beziehung zu grämen und Bernadette zu zürnen oder 2. sich immerhin an seinem Ferrari zu freuen und Bernadette, die Erfüllungsgehilfin bei diesem Autokauf war, dankbar zu sein.

Heidrun ist unsterblich verliebt in Holger. Maßlos fasziniert sie seine unverblümte Offenheit. Es gibt nichts, was er nicht ausspricht. Dadurch wird auch ihre Sexualität schamloser, was für Heidrun ein echter Gewinn ist. Nach zwei Jahren endet die Beziehung, weil Holger eine andere hat. Heidrun stehen ebenfalls zwei emotionale Grundrichtungen offen: zum einen Wut, Verletztheit und Groll über die treulose Tomate. Zum anderen Dankbarkeit für den Zugewinn an Offenheit. Diese Dankbarkeit strahlt auf Holger als Erfüllungsgehilfen aus. Im heilsamen Fall hat man alle Gefühle voll und ganz, bleibt aber nicht darin stecken – seien es nun Gefühle der Abwehr, des Schmerzes oder der Freude.

2. Entrückt mit schmerzlicher Sehnsucht

Abhängige Verliebtheit: Widerstände im Antrieb ▸ relativ große Grenzsprengung denkbar. »Das Objekt der Begierde ist nicht greifbar.« Beziehungsgefühl kann vom Gefühl des Getrenntseins, des »Nicht-ganz-haben-Könnens« durchzogen sein. Enttäuschung ebenfalls potenziell enthalten ▸ Verliebtheit entpuppt sich retrospektiv ebenfalls als Illusion.

Fragen zur Selbsterforschung

- Haben Sie sich schon einmal in Menschen verliebt, von denen Sie wussten, dass sie nicht »zu haben« sind?

___

___

- Wie hat sich das angefühlt? Hatte es Vorteile? Oder Nachteile?

___

___

Erwin verliebt sich in seine bereits verheiratete Abteilungsleiterin Ruth. Ruth ist fünfzehn Jahre älter, steht oben auf der Karriereleiter und ist in »festen Händen«. Trotzdem – oder gerade deswegen – entflammt Erwin grenzenlos für sie. Er ist einer von zweiunddreißig Angestellten und wächst auf seinem Posten weit über sich hinaus, um von Ruth wahrgenommen zu werden. Diese Grenzsprengung verdankt er seiner Verliebtheit. Ruth ist Erfüllungsgehilfin in seinem Wachstumsprozess.

Frage zur Selbsterforschung

- Kennen Sie die Erfahrung des Über-sich-Hinauswachsens aufgrund einer Verliebtheit? Wie sind Sie mit Ihrem Gewinn umgegangen?

____

____

3. Entrückt mit stiller bis gestillter Sehnsucht

Unabhängige Verliebtheit: Die Sehnsucht ankert nicht nur im anderen, sondern ist für sich genommen eine erhebende Erfahrung. Der Antrieb der stillen Sehnsucht ist nicht nur eine Sehnsucht nach dem anderen, sondern zugleich nach sich selbst ▸ Grenzsprengung im Sinne von Zu-sich-Kommen.
»Das Objekt der Begierde ist ein Vorbild, eine Meisterin oder ein Lehrer, von dem ich mich leicht auf mich selbst hin anstoßen lassen will.«
Gemeint ist die Erfahrung, in der Nähe bestimmter Menschen sich selbst näher zu sein, eigentlicher, voller zu sein, über sich hinauszuwachsen.

Fragen zur Selbsterforschung

- Kennen Sie das Gefühl?

____

____

▸ Suchen Sie die Nähe solcher Menschen?

---

4. Entrückt mit Hingabe

Unabhängige Verliebtheit: Die Hingabe ist moment- und gegenwartsbezogen. Wir erliegen dem Charme des Augenblicks und sind somit frei von Vergangenheit und Zukunft, also frei von rückwärts erinnern und vorwärts hoffen – jedenfalls für die Dauer der Hingabe. Enttäuschung liegt allenfalls im Aufhören der Hingabe.

Frage zur Selbsterforschung

▸ Erinnern Sie sich an solche Momente des Aus-der-Zeit-Gehoben-Seins?

---

5. Entrückt an und für sich

Unabhängige Verliebtheit: objekt- und subjektlos verschmolzen und nicht verschmolzen sein ▸ der oder das oder die andere sein, ohne dabei selbst im egomäßig eingeengten Sinne noch zu sein ▸ keine Symbiose, sondern eher Hingabe ohne Subjektivität. Wer seine Identität nicht aufgibt, gleichwohl nicht daran haftet, ist entrückt an und für sich. ▸▸ Erleuchtung, Nirwana.

Frage zur Selbsterforschung

▸ Sind Sie erleuchtet?

- **Definition:** Erleuchtung ist, sich selbst in keiner Weise im Weg zu stehen.

- Stehen Sie sich mitunter im Weg? Inwiefern?

  ____

  ____

- **Fazit:** Es geht einzig darum, den Widerstand gegen den Lebensstrom, in den uns die Verliebtheit reißt, aufzugeben.

Uns vom Fluss unserer Verliebtheiten tragen zu lassen, das wünsche ich uns! Gelingen kann es nur, wenn wir nicht in verbittertem »Ansteinern« an elendem Vergangenheitsmüll kleben. *Wer rückwärts fixiert ist, kann nicht vorwärts lieben.* Es bedarf der Befreiung von allen Ressentiments, wenn unser Lebens- und Liebeslauf fröhlich vorwärts fließen soll. Wie wir aus Verletzungen Steigbügel für unsere eigene Entwicklung machen können, um durch diese alchemistische Verwandlung Dreck zu Gold zu machen, haben wir schon betrachtet. Eine andere Rückwärts-Klebefalle tut sich auf, wenn Verletzungen zu Trennungen führen und diese als unerledigte Vergangenheit unseren Blick nach vorn behindern. Stellen wir uns dieser Hürde!

Liebeserklärungen an Verflossene

… wir können noch so deutlich einsehen,
dass eine Sache zu Ende ist; der Abschied
muss ja dennoch vollstreckt werden!
Max Frisch

Lassen wir uns liebend auf einen Menschen ein, dann gewiss nicht mit der Absicht, uns bald wieder zu trennen. Wir sprechen vielmehr von ewiger Liebe. Oft kommt es anders. Wie befreiend eine Trennung auch sein mag, sie scheint das Scheitern der Beziehung zu besiegeln. Oder doch nicht? Wann scheitert eine Beziehung von Grund auf?

Ist die Liebe eine sichere Sache?

Gebrauchsanweisung

Im Folgenden definiere ich, was eine gescheiterte und was – trotz Trennung – eine gelungene Beziehung ist, und Sie können überlegen, ob Sie **ja**, **nein** oder **Redebedarf** ankreuzen möchten. Vielleicht mögen Sie sich dann mit Geliebten oder Freundinnen über Ihre Sicht austauschen.

Eine Beziehung ist gescheitert,

	ja	nein	Redebedarf
▸ wenn wir in Bitterkeit und Ressentiments stecken geblieben sind und unseren Verflossenen nichts als Groll nachtragen,	☐	☐	☐
▸ wenn wir in einer beendeten Beziehung keinen einzigen Wachstumsimpuls sehen und stattdessen	☐	☐	☐

	ja	nein	Rede-bedarf
unseren Verflossenen die hundertprozentige Schuld für das Scheitern geben,			
▶ wenn wir glauben, dass es in einer Beziehung nichts Gutes gegeben hat,	▢	▢	▢
▶ wenn wir uns nach der Beziehung schlechter, ärmer, erbärmlicher als vorher fühlen,	▢	▢	▢
▶ wenn wir voller Hass an unsere Verflossenen denken,	▢	▢	▢
▶ wenn wir ihnen schaden wollen und dadurch unsere Energie in die Vergangenheit investieren, wenn sich folgender Satz von Rilke an uns bewahrheitet: *»Der Gebogene wird selber Bieger und rächt an anderen, dass er erlag.«*	▢	▢	▢

Gelungen ist eine Beziehung, für die trotz Trennung gilt,

	ja	nein	Rede-bedarf
▶ dass sie unsere Persönlichkeit bereichert hat,	▢	▢	▢
▶ dass in ihr die Freude das Leid überwog,	▢	▢	▢
▶ dass wir sie immerhin mit einer Befreiungsfreude beenden,	▢	▢	▢
▶ dass wir auch gute Erinnerungen an sie haben.	▢	▢	▢

Gebrauchsanweisung

Um den Prozess einer Trennung ohne ungute Rückstände voranzutreiben, können Sie sich folgende Fragen zu Herzen nehmen:

- Was war gut an der Beziehung?

___

___

- Was gewinne ich dadurch, dass ich den Geliebten verliere?

___

___

- Was habe ich ganz konkret aus der Beziehung gelernt? (Ohne zynischen Unterton formulieren!)

___

___

- Inwiefern habe ich zum Scheitern der Beziehung beigetragen und inwiefern der Verflossene?

___

___

- Gibt es eine Verletzung, die ich einfach nicht vergessen kann, über die meine Seele immer noch stolpert?

___

___

- Was könnte ich tun, um diese Verletzung zu heilen? Kann ich meine Verflossene um einen Ausgleich bitten oder jemand anders oder könnte ich ihn mir selbst verschaffen?

___

___

Gebrauchsanweisung

Unser Seelenfrieden und damit einhergehend unsere Offenheit für eine neue Gegenwart und Zukunft erreichen den Gipfel, wenn wir sogar an unsere Verflossenen Liebeserklärungen richten können. Probieren Sie, was möglich, das heißt wahrhaftig ist. Denken Sie dabei nicht nur an Ihre letzte Trennung, sondern, falls geschehen, an alle Trennungen in Ihrem Leben, an jeden Liebeskontakt, der beendet wurde – wodurch auch immer. Berücksichtigen Sie auch Liebesbeziehungen, die nicht romantischer Art sind, wie die zu Eltern und Kindern. Erklären Sie Ihre Liebe den Verflossenen, indem Sie die folgenden Sätze vervollständigen.

- Ich bin dir dankbar ______________________________

  ____

  ____

- Voller Freude erinnere ich mich ______________________________

  ____

  ____

- Mir ist bewusst, dass ich dich folgendermaßen verletzt habe:

  ____

  ____

- Weil ich mir selbst gerecht werden wollte, bliebst du mitunter so auf der Strecke:

  ____

  ____

  ____

- Für meinen Seelenfrieden wünsche ich mir von dir, dass du anerkennst, dass mich Folgendes verletzt hat:

  ____

  ____

  ____

- Das Gute, das ich dir wünsche, ist:

  ____

  ____

  (Hier nur etwas eintragen, wenn es ohne inneren Klimmzug möglich ist. Wenn Sie gerne »die Beulenpest« eintrügen, dann überdenken Sie noch einmal den letzten Punkt des letzten Abschnitts.)

Abschließend können Sie durchfühlen, was die größere Wohltat für Sie ist: diese abgespeckten Liebeserklärungen an die Verflossenen oder das Rotieren und Schäumen in Groll und Hass?

Und wegen der Kürze des Lebens gilt:

»Liebeskummer lohnt sich nicht, my darling …«

Für Langstrecken-Leidende gibt es am Ende des Lebens keine Medaillen.
Jo Ann Larsen

Wie wahr diese Liedzeile auch sein mag, ihr zu entsprechen ist nicht leicht. Liebeskummer erreicht im unerwünschten Verlassenwerden den äußersten Schmerzpunkt. Viele andere Versagungen lösen ihn in schwächerer Form aus: Er ruft nicht an, sie bügelt nicht mehr, er wird laut, sie ist beleidigt, er stellt sie bloß, sie betrinkt sich, er redet nicht mehr, sie nörgelt nur noch … Er ist eine Enttäuschung und sie auch. Freilich geht der Ent-Täuschung immer die Täuschung voraus. Bereits im Ansatz bei der Suche nach der *Traumfrau* und dem *Prinzen* ist die falsche Spur betreten. Die Geliebten sind leider in der Regel ganz normale Menschen. In der Verliebtheitsphase sehen wir mit traumartigem Flair über Macken hinweg. Auf diese Weise täuschen wir uns und werden getäuscht, bis das Fallbeil der Realität den Schleier zerteilt.

Die Frage ist: Wie wollen wir leben? Von Täuschung zu Enttäuschung? Oder wollen wir uns in der ewigen Täuschung halten? Schnell zur nächsten Täuschung hüpfen, sowie das »Ent-« am Horizont auftaucht? Oder doch ganz langweilig einfach in der Realität? Können wir den Liebeskummer als Kick nehmen? Ihn verkürzen? Auf seine Schwachformen schnell reagieren?

Es ist sicher ein großer Gewinn, wenn wir im Liebeskummer nicht zu lange hängen bleiben. Vielleicht drei Wochen anstatt etliche Monate, gar Jahre oder den Rest des Lebens … Das gelingt, wenn wir den Kummer austrauern, ihn betrachten, mit ihm umgehen, anstatt ihm zu erlauben, mit uns umzugehen. Wir benötigen dazu einen gewissen Abstand, den wir bereits vor dem fatalen Einrichten in einer Täuschung anstreben können. Wir tauschen uns einfach und ehrlich über unsere Vorstellungen, Erwartungen, Wünsche zum Thema Liebe aus. Dazu möchte dieses Buch einen Beitrag geleistet haben, denn Liebeskummer lohnt sich nicht, my darling.

Ein lieb- und freudvolles Leben wünsche
ich Ihnen!

Liebe und Leben - kein Unterschied.

Denn wer liebt, weiß niemals, was er liebt,
Noch warum er liebt oder was lieben ist …
Fernando Pessoa

Oder doch?

Die Autorin

Die Philosophin Ute Lauterbach beeindruckt ihr Publikum durch messerscharfen Geist, mitreißenden Humor und darstellerisches Talent. Sie eröffnet mit ihrer nahezu kabarettistischen, lebendigen Art einen unüblichen Zugang zur Spiritualität, berührt das Innerste und Eigentlichste ihrer Zuhörer- und Leserschaft. Es gelingt ihr, schwierigste philosophische Sachverhalte verständlich und für die Praxis verfügbar zu machen.

Ehemals Studienrätin für Philosophie und Englisch, jetzt Autorin und Alltagsphilosophin mit den Schwerpunkten Glücks- und Schicksalsforschung sowie praxisnahes Philosophieren zur Weitung von Identität und Bewusstsein; seit vielen Jahren Vorträge im In- und Ausland, TV und Radio, journalistische Beiträge für diverse Zeitungen und Zeitschriften, philosophische Abhebkurse, Ausbildungsangebot zur psycho-energetischen Integration, Coaching, Supervision, Beratung von Firmen, Einzel- und Gruppenarbeit zur Problem- und Schmerzbewältigung. Lauterbach leitet das *Institut für psycho-energetische Integration* in Altenkirchen im Westerwald.

Erleben Sie Ute Lauterbach live!

Die jeweils aktuellen Vortrags- und Seminartermine finden Sie im Internet unter

www.Ute-Lauterbach.de

oder im aktuellen Jahresprogramm, das Sie anfordern können beim

Institut für psycho-energetische Integration
Zum Johannistal 1
D-57610 Altenkirchen
Tel.: +49 (0) 2681–24 02
Fax: +49 (0) 2681–24 05
e-mail: Info@Ute-Lauterbach.de

Weitere Bücher von Ute Lauterbach

Raus aus dem Gedankenkarussell,
Kösel-Verlag, 2004
Spielverderber des Glücks,
Kösel-Verlag, 2001
Ganz und Anders,
Lüchow-Verlag, 1996
Gelebtes Leben durch psycho-astrologische Integration,
Lüchow Verlag, 1993

Tonträger (Kassetten/CDs)

zu folgenden Themen sind ebenfalls beim Institut erhältlich:

1. Partnerschaft – ein Kampf auf Leben und Tod?
2. Wut als Glücksbringer
3. Projektion? Was ist das?
4. Schicksal fängt in der Familie an
5. Endlich schuldig – endlich frei
6. Wer zuletzt lacht, lacht zu spät
7. Verliebtheit als Entwicklungschance
8. Liebesrausch und Liebeshölle
9. Grundlos glücklich
10. Vom Laberschwall zum Lebenshall
11. Krankheit – das letzte Sprungbrett der Seele?
12. Der Tod als Denk-mal
13. Wo versteckt sich Gott?

14. Dornröschens Erleuchtung (non-sense-less talk)
15. Rache ist sauer
16. Astroreise durchs Leben
17. Astrologie und Yoga
18. Superlearning: Schlüsselbegriffe zu den astrologischen Begriffen